中医救命饮食

王志和——编著

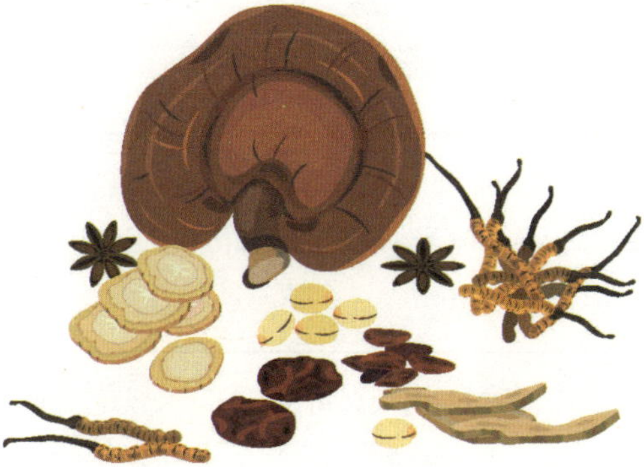

長江出版傳媒
湖北科学技术出版社

图书在版编目（CIP）数据

中医救命饮食 / 王志和编著 . -- 武汉 : 湖北科学技术出版社， 2025. 6. -- ISBN 978-7-5706-4275-5

Ⅰ . R247.1

中国国家版本馆 CIP 数据核字第 2025ZU4123 号

中医救命饮食

ZHONGYI JIUMING YINSHI

责任编辑：雷霈霓

责任校对：陈横宇　　封面设计：胡　博

出版发行：湖北科学技术出版社

地　　址：武汉市雄楚大街 268 号（湖北出版文化城 B 座 13—14 层）

电　　话：027-87679468　　邮　　编：430070

印　　刷：三河市富华印刷包装有限公司　　邮　　编：065200

---

880 毫米 ×1230 毫米　1/32　5 印张　95 千字

2025 年 6 月第 1 版　　2025 年 6 月第 1 次印刷

定　　价：69.00 元

前　言

中医认为，食物不仅是维持生命的必需品，而且能调理身体、防治疾病。《黄帝内经》强调饮食的平衡与自然和谐对人体的深远影响。千百年来，中医饮食智慧代代相传，成为中华文化瑰宝的一部分。

在现代社会，随着生活节奏加快、饮食习惯改变，慢性疾病和亚健康问题日益增多。许多人依赖药物缓解症状，却忽视了日常饮食对健康的根本作用。其实，许多疾病的发生和发展都与不当的饮食密切相关，而合理的膳食调整不仅能辅助治疗，还能增强体质，预防疾病。

本书旨在结合传统中医理论与现代营养学知识，为读者提供实用、科学的饮食指南。全书分为三章：

第一章从中医的角度阐述饮食养生的历史渊源和理论基础，帮助读者理解“四性五味”“辨证施膳”等核心概念，学会根据自身体质选择适合的食物。

第二章针对呼吸系统、消化系统、内分泌系统、心脑血管疾病及癌症等常见疾病，提供具体的中医食疗方案，让饮食成为康复的助力。

第三章详细解析蔬菜、水果、谷物、肉蛋等日常食物的性味归经与功效，让读者吃得明白、吃得健康。

本书的编写参考了大量中医经典和现代研究成果，力求通俗易懂、贴近生活。希望读者能通过本书重新认识饮食的力量，掌握“以食为药”的智慧，让健康从每一餐开始。

目录

第一章

中医饮食理论

第一节　中医饮食的历史渊源

一、发展历史

中医饮食的历史可以追溯到远古时期，是中华民族在长期的生活实践中，不断探索、总结、积累而形成的宝贵经验。

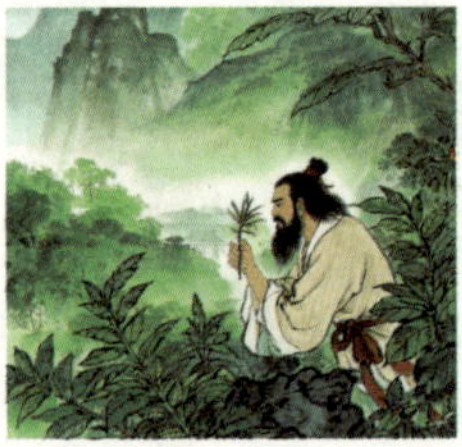

早在远古时期，人们就发现某些食物不仅可以充饥，还可以缓解病痛。神农尝百草的神话故事说的就是神农氏看到人们饱受疾病之苦，心中十分悲痛，决心寻找治病救人的药物的故事。他带领着族人，跋山涉水，走遍大江南北，亲自品尝各种植物的根、茎、叶、花、果，记录它们的性味和功效。传说，他曾经一天之内中毒七十次，但都凭借着顽强的意志和丰富的经验化险为夷。经过多年的努力，神农氏终于找到了许多可以治病救人的药物，为后世中医药学的发展奠定了基础。

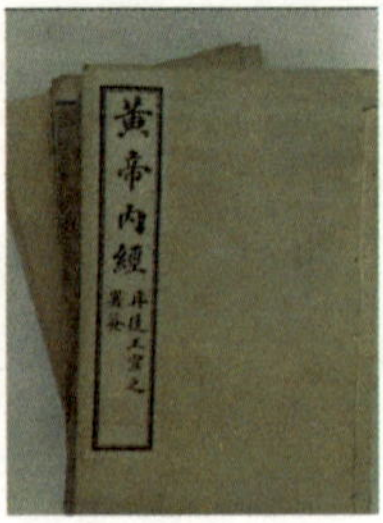

秦汉时期，随着社会生产力的发展和人们认识水平的提高，中医饮食理论逐渐形成。《黄帝内经》作为中医理论的奠基之作，其中就包含了丰富的饮食思想。书中强调了饮食均衡的重要性。同时，《黄帝内经》还论述了饮食与五脏、四时、五味的关系，为后世中医饮食理论的发展奠定了基础。

隋唐时期，社会经济繁荣，人民生活水平提高，中医饮食文化也迎来了发展的黄金时期。这一时期出现了许多专门论述饮食养生的著作，如《食疗本草》《食医心鉴》《千金翼方》等。这些著作系统总结了前人的经验，并提出了许多新的观点，极大地丰富了中医饮食理论的内容。同时，随着中外文化交流的日益频繁，一些外来食物和烹饪方法也传入中国，进一步促进了中医饮食文化的发展。

宋、元、明、清时期，中医饮食理论在继承前代的基础上，不断发展和完善。这一时期，涌现出了一大批著名的医学家和养生学家，如忽思慧、李时珍、王士雄等，他们对中医饮食理论进行了深入的研究和阐述，并撰写了大量相关著作，如《饮膳正要》《本草纲目》《随息居饮食谱》。这些著作不仅系统总结了中医饮食理论，还介绍了许多实用的食疗方剂，对后世产生了深远的影响。

近现代以来，随着科学技术的进步和人们健康意识的增强，中医饮食文化得到了进一步的传承和发展。一方面，人们开始用现代科学的方法研究中医饮食理论，并取得了一系列成果；另一方面，中医饮食文化逐渐走向世界，为越来越多的人所认识和接受。

中医饮食文化源远流长，博大精深，是中华优秀传统文化的重要组成部分。它不仅是对中华民族几千年来食疗经验的总结，而且是中华民族智慧的结晶。相信在未来，中医饮食文化将继续发扬光大，为人类健康事业做出更大的贡献。

二、相关著作

《黄帝内经》：中医理论的奠基之作，包含了丰富的饮食养生思想，提出了“五谷为养，五果为助，五畜为益，五菜为充”的膳食结构，强调了饮食均衡的重要性。

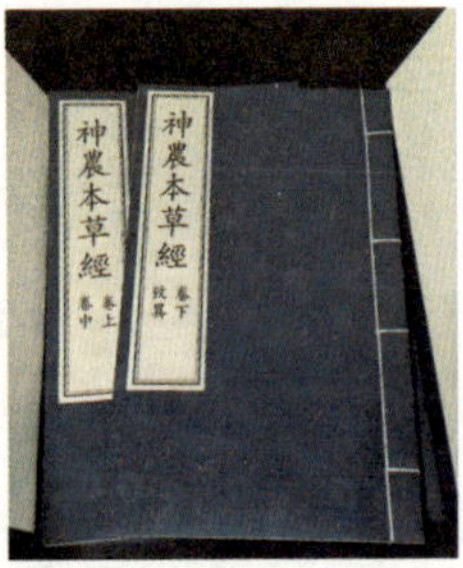

《神农本草经》：中国现存最早的中药学专著，收录了365种药物，其中许多都是常见的食物，如红枣、生姜、枸杞等，为食疗提供了理论依据。

《食疗本草》：中国现存最早的食疗专著，收录了260多种食物，并详细介绍了它们的性味、功效、主治、禁忌等。

《食医心鉴》：全书记载的食疗方剂有粥、羹、酒、索饼、茶、乳、馄饨、脍、菜肴、丸、汁、散等十余种。按中风、心腹冷痛、脚气、脾胃气弱、噎、消渴、水肿、淋病、小便数、五痢、五痔、妇人妊娠产后、小儿诸病等分类。

《诸病源候论》：中国第一部病因症候学专著，对许多疾病的病因、病机、症状等进行了详细的论述，并提出了相应的饮食调理方法。

《千金翼方》：综合性中医学巨著，提出了“食疗为先，药治为辅”的思想，并收录了大量食疗方剂，是历史上最重要的中医药典籍之一。“食治”专篇，系统论述了食疗的理论和方法，并收录了大量的食疗方剂，如“猪肝粥”治疗夜盲症，“羊肉汤”治疗虚寒腹痛等。

《养老奉亲书》：中国现存最早的老年养生专著，详细介绍了老年人的饮食养生方法。

《饮膳正要》：是一部古代营养学专著。该书记载药膳方和食疗方非常丰富，特别注重阐述各种饮馔的性味与滋补作用，并有妊娠食忌、乳母食忌、饮酒避忌等内容。它从健康人的实际饮食需要出发，以正常人膳食标准立论，制定了一套饮食卫生法则。书中还具体阐发了饮食卫生、营养疗法、食物中毒的防治等。

《本草纲目》：中国古代最著名的药物学著作，收录了大量食物，并详细介绍了它们的性味、功效、主治等。

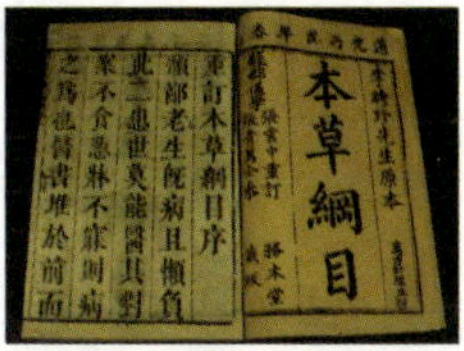

《遵生八笺》：养生学著作，包含了丰富的饮食养生内容，如“饮馔服食笺”专门论述了饮食养生之道。

《随息居饮食谱》：食疗专著，详细介绍了各种食物的性味、功效、主治、禁忌等，并收录了大量食疗方剂。

第二节　中医饮食理论的基础

一、食物的性味与归经

食物的“性”

食物的“性”是指食物具有的寒、凉、温、热四种不同的性质，也称为“四气”。

其中寒与凉、热与温有其共性，只是程度上有所不同，温次于热，凉次于寒。寒、凉、热、温四性，是与病性的寒、热相对而言的。

四性	作用	食物
平性	平衡体质、维持身体稳定	大米、小麦、黄豆、鸡蛋等 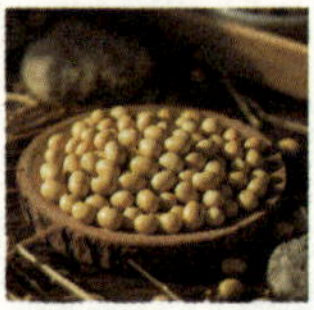
温热	温经、助阳、活血、通络、散寒、补虚等	羊肉、生姜、红枣、荔枝等 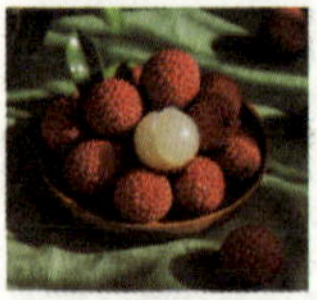
寒凉	滋阴、清热、泻火、凉血、解毒等	西瓜、梨、绿豆、苦瓜等 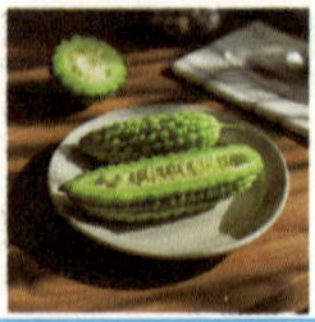

食物的“味”

食物的“味”是指食物具有的辛、酸、甘、苦、咸五种不同的味道，也称为“五味”。五味作用特点在于“辛散、酸收、甘缓、苦坚、咸软”。

五味	作用	适应证	食物
辛味	发散解表、行气活血、温肾壮阳	外感表证、气滞血瘀症、风寒痹症、肾阳虚亏症等	荆芥、紫苏、陈皮、木香、当归、郁金、蛇床子、菟丝子等 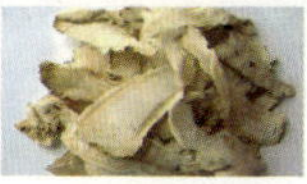
酸味	收敛、固涩	自汗、盗汗、久泻脱肛、尿频失禁、遗精带下、崩漏下血等症	龙骨、牡蛎、山茱萸、赤石脂、禹余粮、桑螵蛸、覆盆子、芡实、莲子、金樱子、陈棕炭等 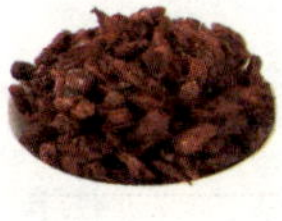
甘味	调和脾胃、补益气血、缓急止痛	机体虚弱、功能不足之症和某些拘急挛痛，并能调和药性	甘草、党参、熟地黄、饴糖、黄精、枸杞等 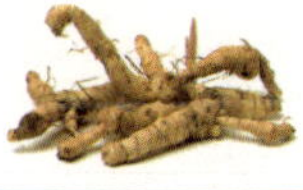

续表

五味	作用	适应证	食物
苦味	清热解毒、燥湿、泻火、降气、通便	热症、湿热症、痈肿疮疡、喘咳、呕恶等症	山栀、大黄、黄连、苦参、杏仁、厚朴等 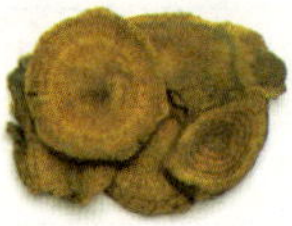
咸味	软坚散结、泻下通便、平肝潜阳	大便秘结、瘰疬痰核、瘿瘤、肝阳头痛眩晕	海藻、昆布、芒硝、肉苁蓉、羚羊角、石决明等 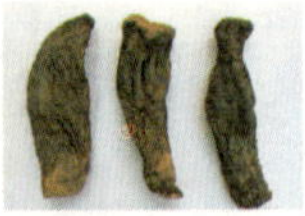

食物的“归经”

食物的“归经”是指食物对人体脏腑经络具有特定的选择作用，即某些食物对某些脏腑经络的疾病具有特殊的治疗作用。

归经	作用	适应证	食物
心经	养心安神	心悸、失眠等	莲子、百合、龙眼肉等 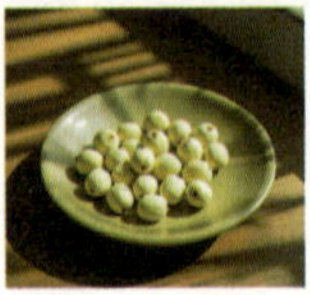

续表

归经	作用	适应证	食物
肝经	清肝明目	目赤肿痛、视物模糊等	枸杞、菊花、决明子等 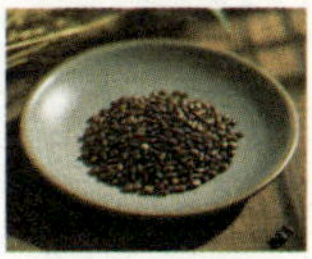
脾经	健脾益气	食欲不振、腹胀腹泻等	山药、红枣、薏米等 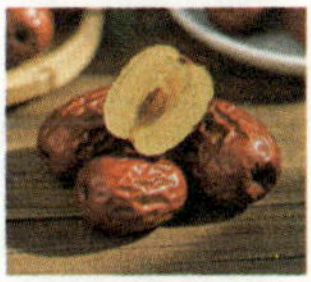
肺经	润肺止咳	咳嗽、气喘等	梨、银耳、百合等 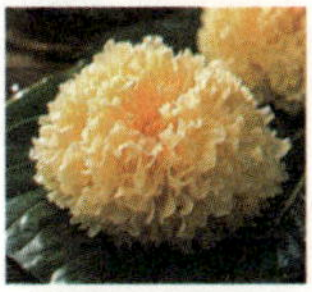
肾经	补肾益精	腰膝酸软、遗精早泄等	黑豆、黑芝麻、核桃等 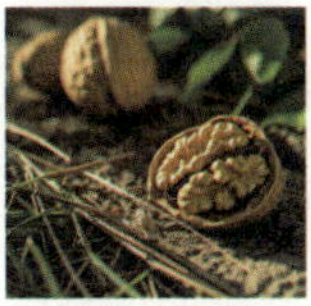

需要注意的是：食物的性味与归经只是中医饮食理论的一部分，在实际应用中还需要结合其他因素综合考虑。食物的性味与归经并非绝对，不同的人对同一种食物的反应可能有所不同。食疗不能代替药物治疗，如有疾病应及时就医。

二、药物与食物配伍的基本原则

协同增效

药食同源	某些食物本身具有药用价值，可与中药协同增强疗效	示例：黄芪炖鸡汤（补气）、生姜红糖水（散寒）
引经作用	特定食物可引导药力到达特定经络或脏腑	示例：黄酒送服活血化瘀药（如三七粉），增强药力

避免减效或毒性

降低药效	某些食物可能中和或减弱中药作用	示例：服用人参时忌萝卜（萝卜破气，可能抵消人参补气作用）
增加毒性	食物与中药配伍可能产生不良反应	示例：鳖甲忌苋菜（传统认为同食可能致腹泻或中毒）

辨证忌口

根据体质或疾病性质调整饮食，避免加重病情。

热症	上火、发热	忌辛辣、羊肉等温热食物
寒症	阳虚、腹泻	忌生冷、瓜果等寒凉食物

三、常见中药与食物配伍禁忌

补益类中药

中药	禁忌食物	原因/可能影响
人参	萝卜、莱菔子	萝卜破气，抵消人参补气功效
西洋参	茶叶、咖啡	影响补气效果，咖啡因可能干扰药效

续表

中药	禁忌食物	原因/可能影响
黄芪	萝卜、绿豆	绿豆清热解毒，减弱黄芪温补作用
阿胶	浓茶、辛辣食物	茶中鞣酸影响吸收，辛辣耗血燥热
熟地黄	萝卜、葱、蒜	萝卜行气，葱蒜辛散，影响滋阴效果

清热类中药

中药	禁忌食物	原因/可能影响
黄连	油腻、辛辣食物	辛辣助热，油腻妨碍清热药吸收
金银花	温补食物（羊肉、红枣）	热性食物抵消清热解毒功效
菊花	螃蟹、生冷食物	寒凉叠加可能引发腹泻

活血化瘀类中药

中药	禁忌食物	原因/可能影响
丹参	黄豆、动物肝脏	黄豆含高磷，影响铁吸收，动物肝脏抗药效
三七	鱼类、辛辣食物	传统认为鱼类可能增加出血风险
红花	生冷、酸涩食物	生冷致血瘀，酸涩收敛影响活血

解表类中药（感冒药）

中药	禁忌食物	原因/可能影响
麻黄	油腻、生冷食物	妨碍发汗解表
薄荷	螃蟹、甲鱼	寒凉叠加可能加重体寒

第三节　中医饮食理论的应用

一、药膳制作的基本原则

1. 辨证施膳。根据个人体质（如气虚、血瘀、阴虚等）和疾病状态选择适宜的药膳配方，避免“千人一方”。例如：气虚者可用黄芪炖鸡；阴虚者适合服用百合银耳羹。

2. 药食同源，安全第一。优先选用《中国药典》或卫健委公布的“药食同源”材料（如山药、枸杞、红枣等），避免使用毒性药材。禁用成分（如附子、朱砂等）必须在医师指导下使用。

3. 四性五味调和。中药的“寒热温凉”四性与食物的性味需匹配。例如：寒性体质忌用菊花、绿豆等凉性药膳；注重“辛酸甘苦咸”五味的平衡，避免过偏。

二、药材与食材的配伍要求

1. 协同增效。药材与食材功效需互补，如当归生姜羊肉汤（当归活血，羊肉温补）。

2. 避免相克。遵循中药配伍禁忌，如人参忌萝卜，茯苓忌醋。

3. 主次分明。药材用量一般为日常饮食的5%～10%，避免药味过重影响口感。

三、药膳制作的工艺要求

（一）选材与预处理

药材：需洗净、切片或打粉，部分需提前浸泡（如茯苓、黄芪)。

食材:新鲜优质,避免腐败或污染。

(二)烹饪方法

方法	适用类型	举例
炖、煲	滋补类(需久煎出效)	党参乌鸡汤、四物汤
蒸	保留药性且清淡	天麻蒸鱼头、枸杞蒸鸡蛋
粥类	脾胃虚弱者易吸收	薏苡仁粥、山药红枣粥
茶饮	解表或清热类(短时煎煮)	菊花枸杞茶、姜枣茶

(三)火候与时间

补益类药膳需文火慢炖(1～2 小时),清热类药膳可短时煮沸(如薄荷茶)。

(四)调味技巧

少用盐、糖,可用天然调味品(如红枣增甜,生姜去腥)。

四、注意事项

(一)禁忌

药膳并不等同于普通饮食,不可过量或长期服用。过敏体质需谨慎。

(二)卫生与保存

现做现食,隔夜药膳可能变质或药效降低。

(三)专业指导

复杂体质或慢性病患者需在医生指导下配方。

第二章

常见疾病的救命饮食方案

第一节 呼吸系统疾病

感冒

疾病阐述

感冒，又称“伤风”、急性鼻炎或上呼吸道感染，是一种常见的急性上呼吸道病毒性感染性疾病，多由鼻病毒、副流感病毒、呼吸道合胞病毒、冠状病毒、腺病毒等引起。大多散发，冬、春季节多发，季节交替时多发。感冒分为风寒感冒、风热感冒、暑湿感冒等。

临床表现

感冒的症状主要有打喷嚏、流鼻涕、鼻塞、喉咙痛、咳嗽、肌肉酸痛、全身无力等。有时还伴有发热、腹泻等。

食材宜忌

✔宜吃食物：生姜、金银花、枇杷、黄瓜、西红柿、莴苣等。

✘忌吃食物：羊肉、荔枝、辣椒、咖啡等。

对症菜例

白菜大葱芦根汤

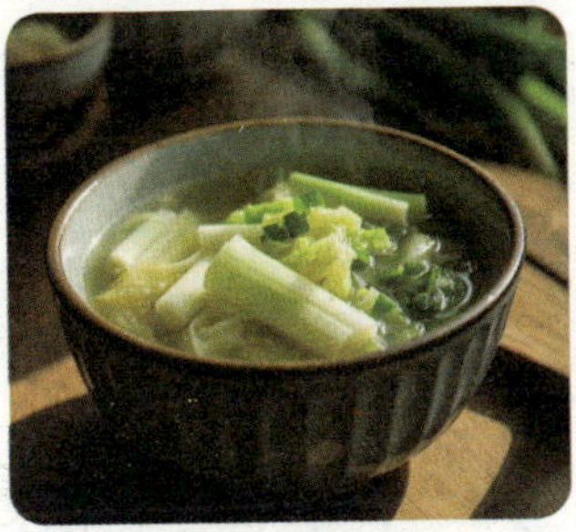

原料 白菜根 20 克，大葱根 12 克，芦根 15 克。

做法 将白菜根、大葱根、芦根洗净，放入锅内，加入适量的清水，煎煮片刻，取汁饮用。

荆芥防风粥

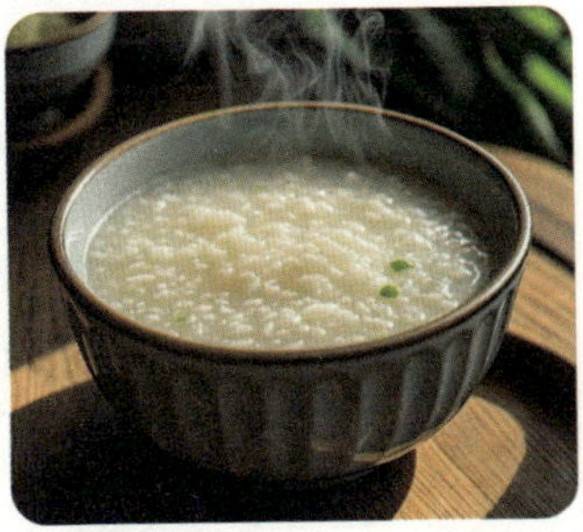

原料 荆芥 10 克，防风 12 克，薄荷 5 克，淡豆豉 8 克，粳米 100 克。

做法 将荆芥、防风、薄荷、淡豆豉放入锅内煎煮 6 分钟，去渣取汁。将粳米淘洗后加清水煮制成粥，粥快熟时加药汁，再煮至粥熟即可。

菊豆枸杞汤

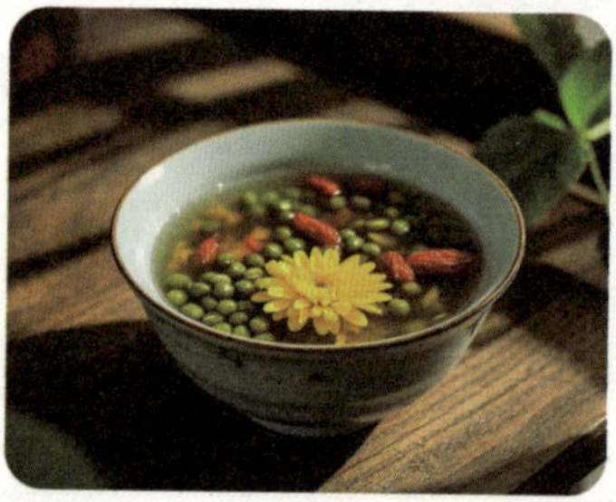

原料 菊花 10 克，绿豆 10 克，枸杞 20 克，红糖适量。

做法 绿豆提前用清水浸泡 1 小时。锅中加适量清水，将绿豆煮至开花，再加入菊花、枸杞，煮 20 分钟，加入红糖调味即可。

苏叶鸡蛋

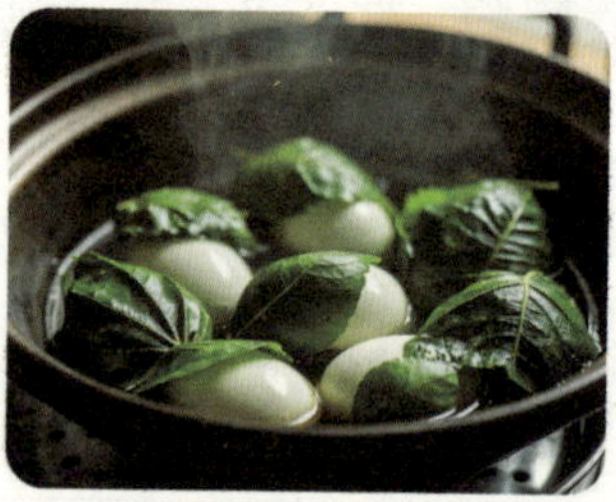

原料 苏叶 15 克，鸡蛋适量。

做法 先用清水煎苏叶数分钟，去渣取汁。将鸡蛋放入药汁中煮 5 分钟，剥皮再煮 3 分钟即可。

黄芪姜枣茶

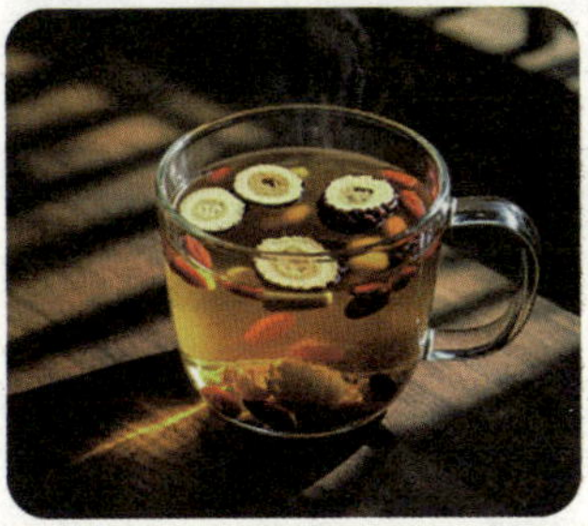

原料 黄芪15克，红枣15克，生姜适量。

做法 将黄芪、红枣洗净，放入锅中，加姜片及适量清水，大火煮沸，转小火熬煮约1小时即可。

小妙招 感冒时摄取水分，有助于补充分泌物增加或发热所流失的水分，并排除身体有害毒素。一般来说，只要不是需要限水的心血管疾病或肾病患者，感冒时适量补充水分都是有益的，以每天2000～3000毫升为宜。

哮喘

疾病阐述

哮喘，是一种常见的慢性炎症性气道疾病，主要特征为气道出现反复发作的喘息、气急、胸闷或咳嗽等症状，常在夜间及凌晨发作或加重。哮喘的发病与遗传及环境等因素有关，其中遗传因素主要决定患者的易发体质，而环境因素如各种变应原、空气质量、吸烟、运动等则是具体触发因素。常见的哮喘类型有运动性哮喘、药物性哮喘、职业性哮喘及过敏性哮喘等。

临床表现

哮喘的症状以喘息、气急、胸闷或咳嗽为主，严重时可出现呼吸困难和低氧血症。哮喘患者可伴有发热、盗汗、咽痛、咽痒、青紫、发绀、乏力、下肢水肿等症状。

食材宜忌

✔宜吃食物：白萝卜、甘草、苦杏仁、陈皮、佛手等。

✘忌吃食物：辣椒、芥末、大葱、蒜等。

对症菜例

麻姜甘草粥

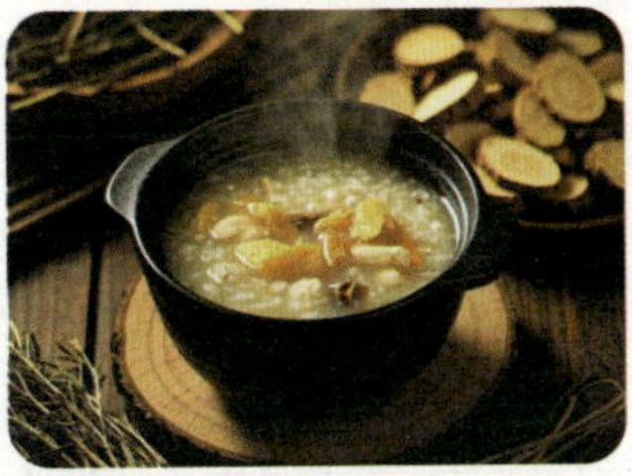

原料 麻黄5克，干姜、甘草各3克，粳米100克，猪肺汤适量。

做法 将诸药材煮沸10分钟后去渣备用；将粳米煮制成粥，待粥熟时放入药汁和猪肺汤，再煮制片刻即可。

生姜糯米粥

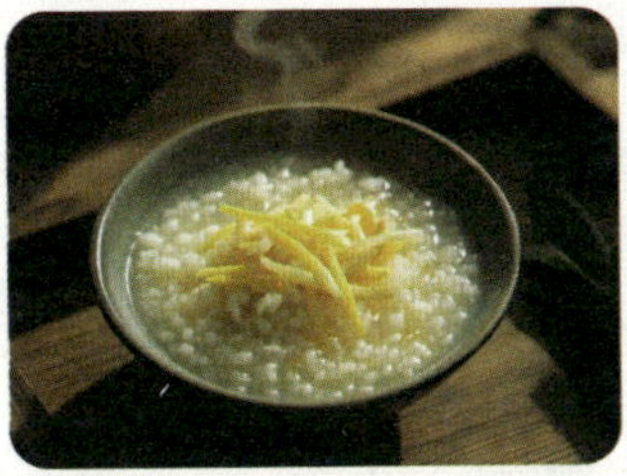

原料 生姜、糯米、盐各适量。

做法 将生姜洗净，切丝备用；将糯米洗净，用清水浸泡30分钟。将生姜丝和糯米放入锅中，加适量清水，小火熬制，粥熟后加盐调味即可。

菊花桔梗雪梨汤

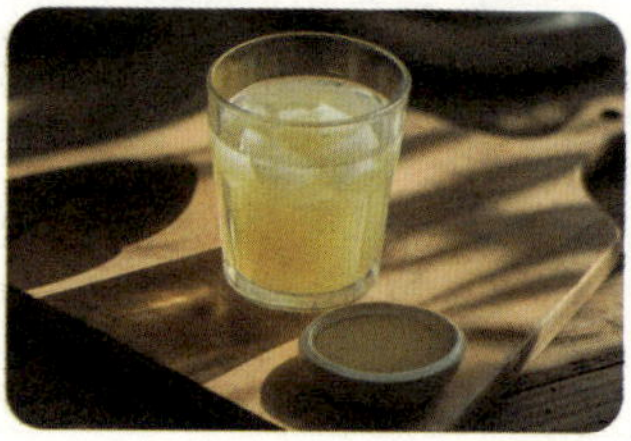

原料 甘菊3朵，桔梗5克，雪梨1个，冰糖适量。

做法 将甘菊、桔梗洗净，放入锅内，加适量清水，大火煮沸，转小火煮10分钟，加冰糖，去渣取汁，盛出待凉。将雪梨洗净，去皮切丁，加入已放凉的甘菊桔梗水中即可。

银杏红枣糯米粥

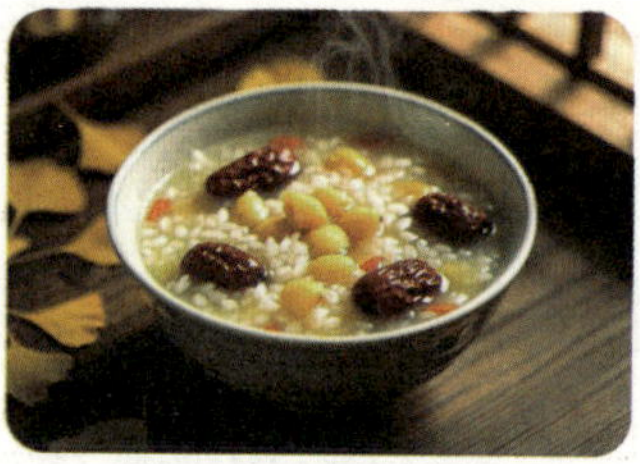

原料 银杏10枚，红枣15枚，糯米100克 。

做法 将银杏、红枣、糯米洗净，放入锅内，加适量清水，小火熬制20分钟即可。

白果贝母莱菔子粥

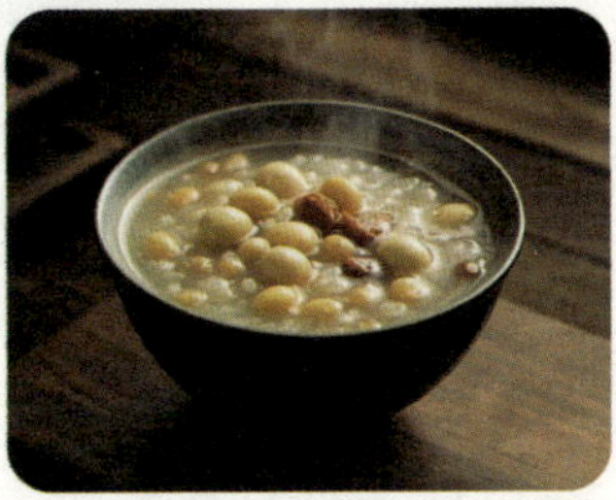

原料 白果 10 克，浙贝母 10 克，莱菔子 15 克，粳米 100 克，盐、香油各适量。

做法 将白果、浙贝母、莱菔子、粳米洗净，放入锅内，加适量清水，大火煮沸，转小火熬制成粥，放入盐，淋香油即可。

小妙招 运动时，用鼻呼吸。鼻腔中有黏膜，呼吸时可让空气较温暖湿润后再吸入呼吸道。若用嘴呼吸，由于空气较干燥寒冷，容易刺激气管。

支气管炎

疾病阐述

支气管炎是指支气管黏膜的炎症，分为急性支气管炎和慢性支气管炎。急性支气管炎通常由感染引起，病程较短；慢性支气管炎则是一种长期炎症，常与吸烟和环境污染有关。支气管炎多发生于寒冷季节或气候突然变化时，年幼或年老、体弱者易于发病，其中多数并不具有传染性，但微生物感染导致的支气管炎，尤其是病毒性的感染，具有一定传染性。

临床表现

急性支气管炎表现为咳嗽（初期干咳、后期有痰）、咳痰（白色或黄色）、气短、胸痛、低热等，通常持续1～3周，部分患者咳嗽可能持续更长时间。

慢性支气管炎表现为长期咳嗽、咳痰（感染时为脓性痰）、气短，尤其在活动后加重，症状持续至少3个月，连续两年以上。

食材宜忌

✔宜吃食物：无花果、白果、银耳、百合、枇杷叶、杏仁等。

✘忌吃食物：海鲜、辣椒、胡椒、大蒜等。

对症菜例

桑白杏仁枇杷茶

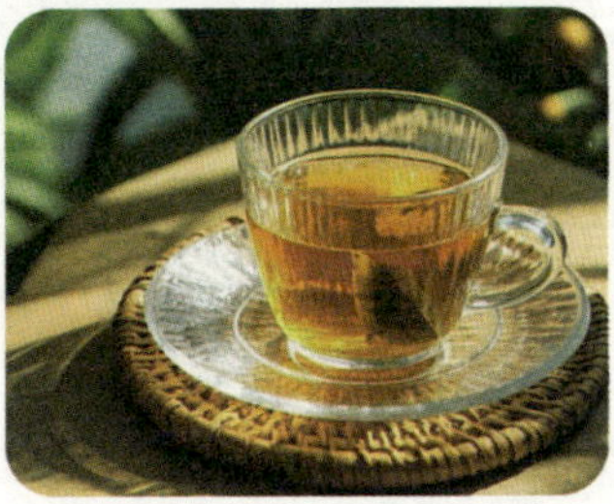

原料 桑白皮、南杏仁、枇杷叶各5克，绿茶6克，红糖10克。

做法 将南杏仁洗净打碎，桑白皮、枇杷叶、绿茶洗净，与打碎的南杏仁一起放入锅中，加入适量清水，大火煮沸，转小火熬制20分钟，去渣取汁，加入红糖，待红糖溶化后饮用。

甘草红枣粥

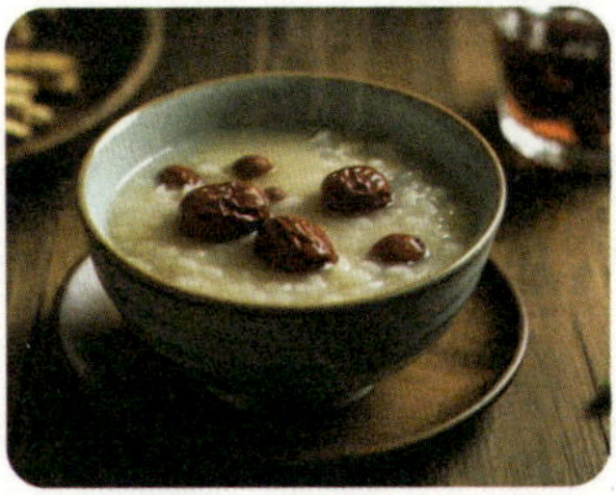

原料 甘草5克，红枣10枚，粳米50克。

做法 将红枣、粳米洗净备用。甘草加适量清水煎煮，去渣取汁。将红枣、粳米放入锅中，加入药汁，煮制成粥即可。

麻黄蜂蜜白萝卜

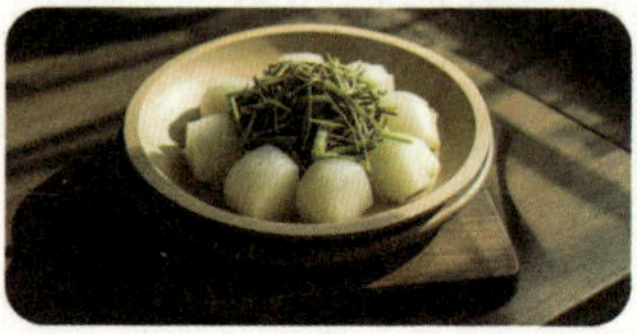

原料 麻黄5克，白萝卜200克，蜂蜜适量。

做法 将白萝卜洗净切块，和麻黄、蜂蜜一同放入碗中，隔水蒸熟后食用。

沙参粥

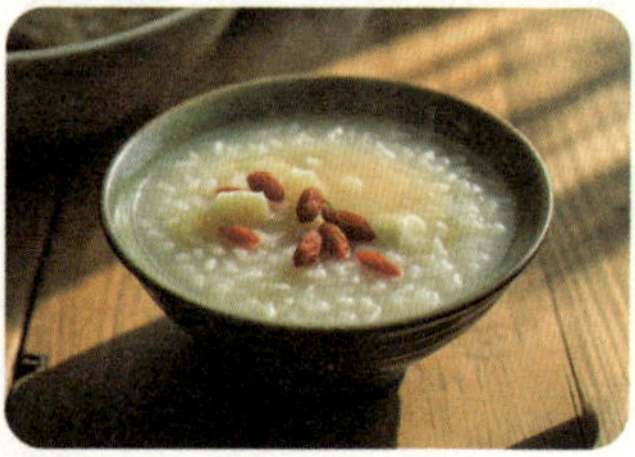

原料 沙参30克，粳米100克，枸杞5克，冰糖适量。

做法 将沙参洗净，用清水泡软后切片，加适量清水煎煮，煮沸10分钟后，去渣取汁。将粳米洗净，加适量清水熬制成粥，粥熟后加入药汁、冰糖和枸杞，煮制片刻即可。

玉竹沙参焖老鸭

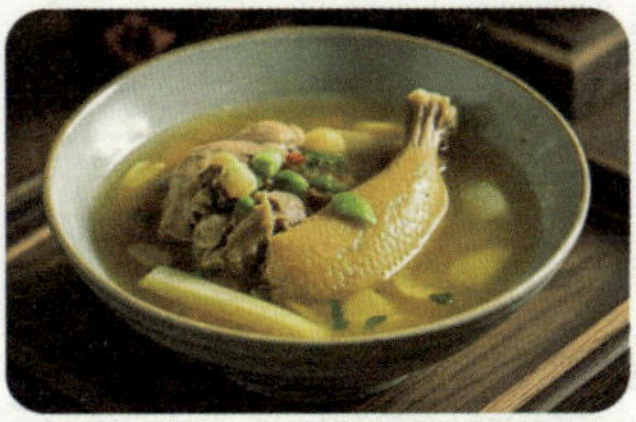

原料 玉竹、沙参各 30 克，老鸭肉 1000 克，盐适量。

做法 将玉竹、沙参、老鸭肉洗净放入瓦罐内，加水焖煮 1 小时以上，放少量盐调味，饮汤吃肉。

小妙招 慢性支气管炎患者可在睡前泡脚，水温控制在 38℃左右，浸泡 10～15 分钟。然后擦干双脚，用手按摩脚心，活动脚趾。

肺炎

疾病阐述

肺炎是指肺部实质的炎症，主要由感染引起，常见病原体包括细菌、病毒、真菌和寄生虫。肺炎可影响肺泡和肺间质，导致呼吸困难、发热、咳嗽等症状。

临床表现

发热，常伴有寒战，初期为干咳，后期可有痰（细菌感染时为脓性痰）、胸痛、呼吸困难，严重时出现呼吸急促、发绀等。

食材宜忌

✔宜吃食物：柴胡、牛蒡子、瘦肉、金银花、菊花、桑叶、莲藕等。

✘忌吃食物：肥肉、桃子、杏、石榴、冷饮等。

对症菜例

复方银菊茶

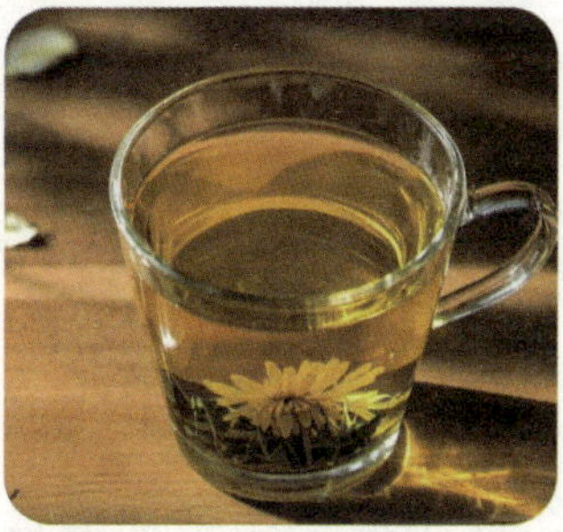

原料 金银花 10 克，白菊花、桑叶各 5 克，杏仁 3 克，芦根 15 克，蜂蜜适量。

做法 将金银花、白菊花、桑叶、杏仁、芦根放入锅内，加适量清水煎煮，去渣取汁，加入蜂蜜搅拌均匀后饮用。

白果陈皮炒草菇

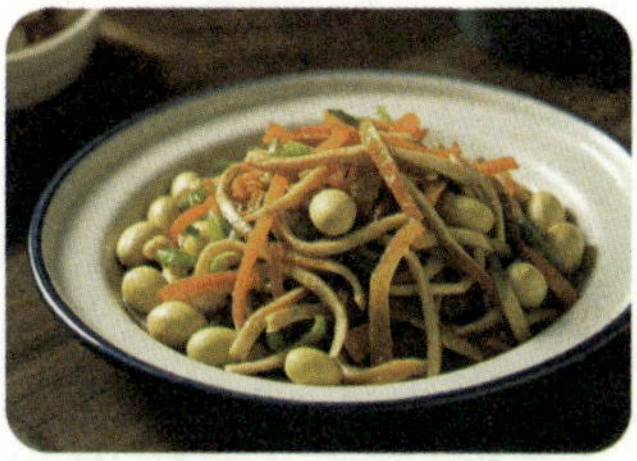

原料 白果 15 克，陈皮 5 克，草菇 500 克，葱、姜、油、盐、香油适量。

做法 将草菇洗净切片，白果去皮泡发，陈皮泡后切丝。锅内放少许油，将葱、姜爆香后，加入陈皮和草菇翻炒，再加入白果炒制片刻，最后加盐、香油调味，翻炒均匀即可。

枇杷银耳汤

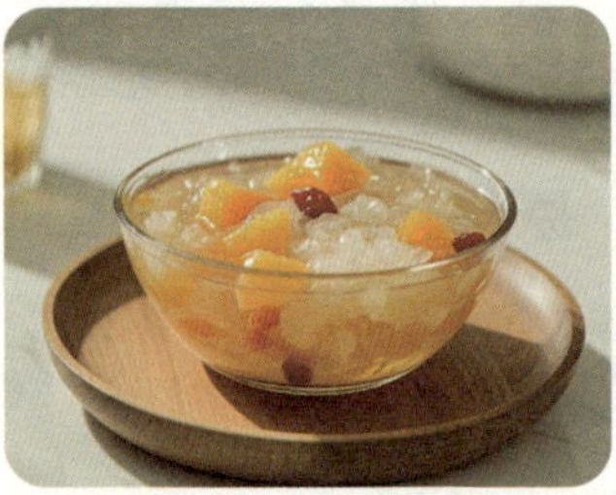

原料 枇杷 150 克，银耳 10 克，冰糖适量。

做法 温水泡发银耳，撕成小朵，放入碗内，加清水蒸 1 小时。将枇杷洗净，去皮去核，切成小块。锅中加适量清水，水开后放入蒸好的银耳，煮制片刻后加入枇杷和冰糖，再煮 5 分钟即可。

黑鱼粥

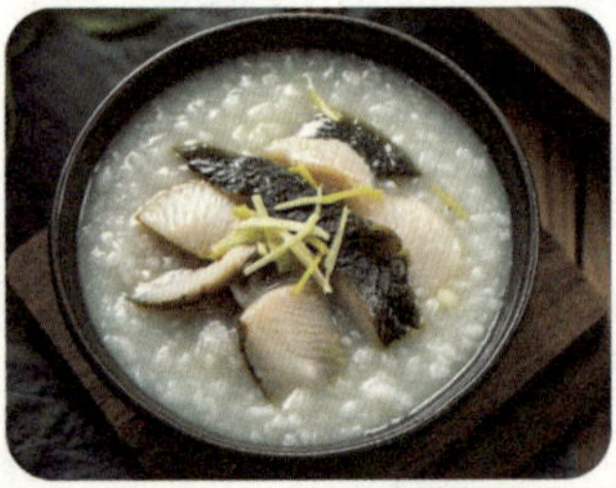

原料 黑鱼 300 克，粳米 150 克，姜丝、料酒、盐、香油各适量。

做法 将黑鱼清理干净，切片备用。锅内加入适量清水，再放入黑鱼、粳米、姜丝、料酒一同熬煮，粥熟后加入盐、香油调味即可。

杏仁香菇面

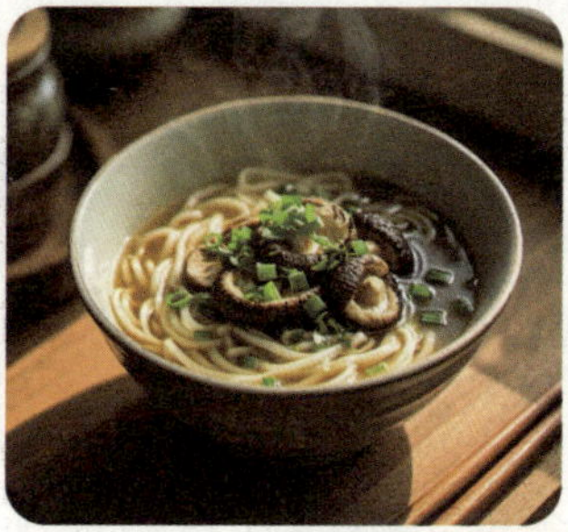

原料 杏仁 20 克，香菇 50 克，挂面 150 克，油、盐、酱油、葱各适量。

做法 将香菇洗净切片，杏仁研磨成细粉。起锅烧油，放入葱花爆香，加入香菇片、杏仁粉、盐、酱油和适量清水，烧至入味。另起锅将挂面放入沸水中煮熟，捞出盛于碗中，浇上香菇片，撒上葱花即可。

小妙招 蒸汽吸入可以湿润呼吸道，帮助稀释痰液，缓解鼻塞和咳嗽，促进痰液排出。烧开一锅水，倒入大碗中，加入几滴桉树油或薄荷油。用毛巾盖住头部，俯身靠近碗口，吸入蒸汽 10～15 分钟，每日 1～2 次。

注意：避免烫伤，保持适当距离。桉树油和薄荷油可能引起过敏，敏感者慎用。

第二节　消化系统疾病

胃炎

疾病阐述

胃炎是指胃黏膜的炎症，分为急性胃炎和慢性胃炎。急性胃炎通常指短期内胃黏膜的急性炎症反应，其病因多样，包括感染（如幽门螺杆菌）、药物（如非甾体消炎药）、酒精、严重疾病、应激反应等。慢性胃炎是指胃黏膜的长期、反复炎症，病程通常超过两个月，常见病因包括幽门螺杆菌感染、自身免疫因素、长期服用某些药物等。

临床表现

急性胃炎表现为上腹痛、恶心、呕吐、食欲减退，严重时可有呕血、黑便。

慢性胃炎表现为上腹不适、饱胀、嗳气、反酸，部分患者无症状。

食材宜忌

宜吃食物：木瓜、山药、党参、黄芪、鳝鱼、白芍、白术等。

忌吃食物：茴香、洋葱、白酒、苦瓜等。

对症菜例

山药白术羊肚汤

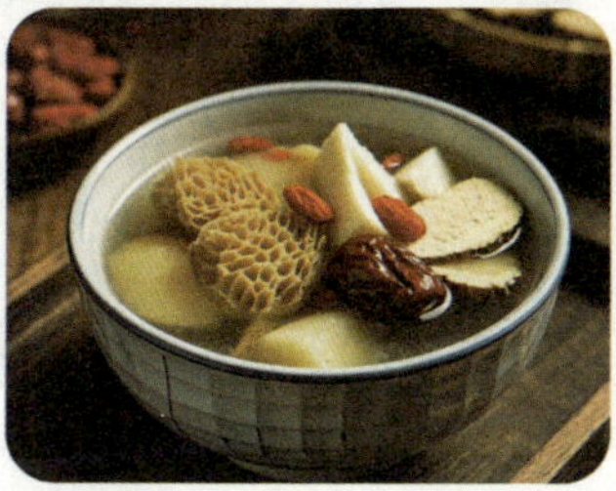

原料 羊肚200克，白术10克，山药50克，红枣10枚，枸杞10克，盐适量。

做法 将羊肚洗净切块，汆水备用；白术洗净切块；山药洗净，去皮切块；红枣、枸杞洗净浸泡。锅中烧水，放入羊肚、白术、山药、红枣、枸杞，炖煮两小时后，放盐调味即可。

鸡蛋芦荟粥

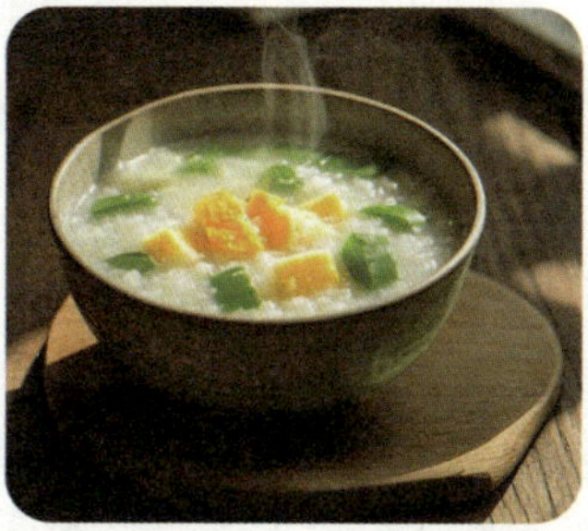

原料 芦荟250克，鸡蛋1个，粳米150克，盐适量。

做法 将芦荟洗净，去刺切块，汆水备用；鸡蛋煮熟，剥皮切块。将粳米放入锅中，加适量清水煮制成粥，再加入芦荟和盐，煮至软烂，放入鸡蛋煮制片刻即可。

乳鸽山药砂仁汤

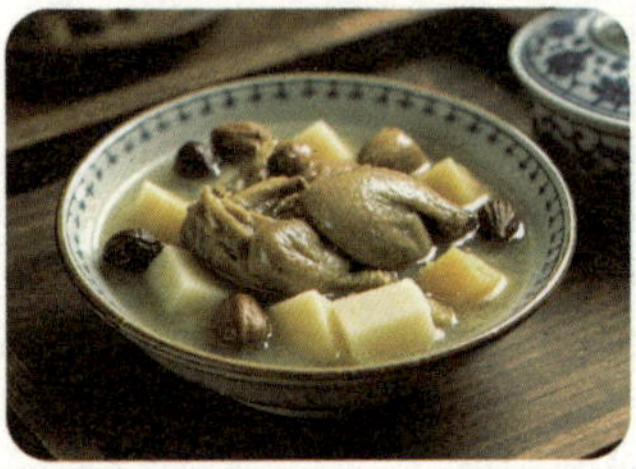

原料 乳鸽1只，山药50克，砂仁15克，葱、姜、油、盐适量。

做法 将乳鸽处理干净；山药洗净，去皮切片；砂仁捣碎。锅内放少许油烧热，下葱、姜爆香，放入乳鸽、山药，加适量清水，大火煮沸，转小火炖1小时，加入砂仁，再炖煮30分钟，加盐调味即可。

姜桂炖猪肚

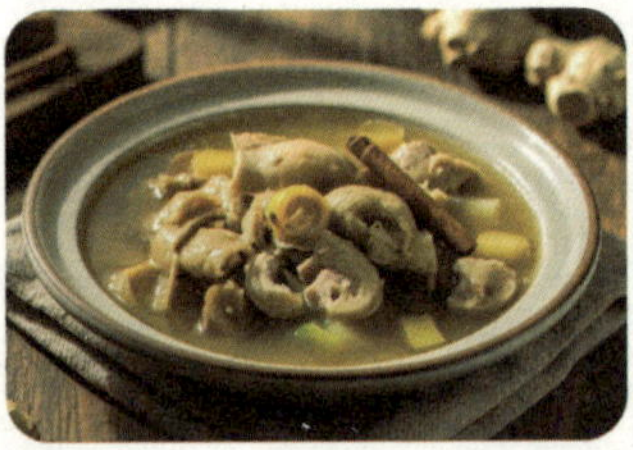

原料 生姜20克，肉桂2克，猪肚150克。

做法 将猪肚洗净切块，与生姜、肉桂一同放入碗内，加适量清水，隔水炖烂食用。

砂仁肚条

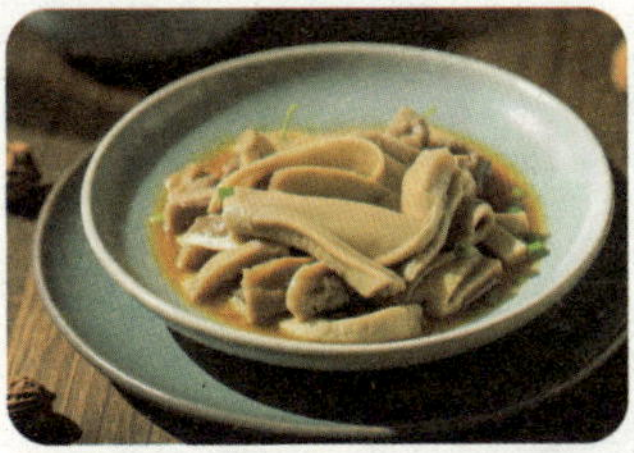

原料 猪肚 1000 克，砂仁末 5 克，葱、姜、猪油、骨头汤、盐、水淀粉各适量。

做法 将猪肚洗净，汆水后刮去内膜，与葱、姜一起放入骨头汤中，大火煮沸，转小火炖煮，猪肚熟后捞出，切条。原汤 500 毫升烧沸后，放猪肚条、砂仁末、猪油、盐各适量，煮沸后加水淀粉勾芡即可。

小提示 急性胃炎发作时，胃部的灼热让人感觉不适。这时饮用一些牛奶，刚开始会觉得舒服，因为牛奶中含有钙质，可以中和一部分胃酸，减少刺激，但因为牛奶中含有较多蛋白质，喝下牛奶 30 分钟后，乳蛋白会刺激分泌更多胃酸，对胃的伤害反而更大。因此，急性胃炎患者最好不要饮用牛奶。

痢疾

疾病阐述

痢疾是一种由痢疾杆菌（志贺菌）引起的肠道传染病，主要通过粪—口途径传播。病机为湿热、疫毒、寒湿结于肠腑，气血壅滞，脂膜血络受损，化为脓血，大肠传导失司，发为痢疾。根据病原体和病情，痢疾可分为细菌性痢疾和阿米巴痢疾。

临床表现

腹痛、腹泻（常带血和黏液）、发热、里急后重（频繁便意但排便困难）等。

食材宜忌

✔宜吃食物：莲子、薏苡仁、白头翁、鱼腥草、黄连、猪肚等。

✘忌吃食物：肥肉、甜瓜、辣椒、豆浆等。

对症菜例

黄连白头翁粥

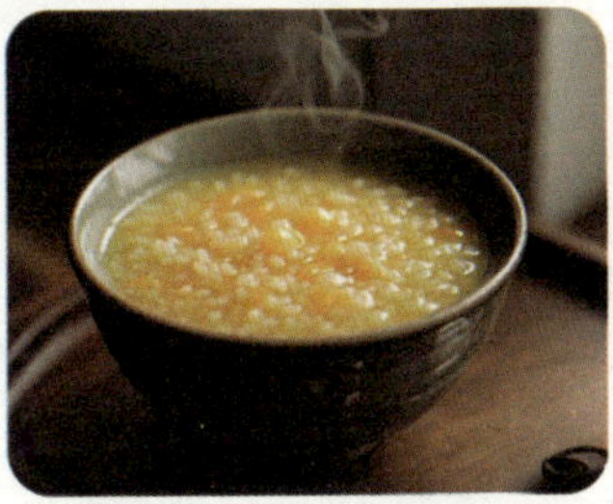

原料 黄连、肉豆蔻各10克，白头翁50克，粳米100克。

做法 烧开将黄连、肉豆蔻、白头翁洗净，放入锅中，加适量清水，没过药材，大火煮沸，转小火熬30分钟，去渣取汁。另起锅，加粳米和适量清水，煮制成粥，再加入药汁，熬煮片刻即可。

马齿苋炒鸡蛋

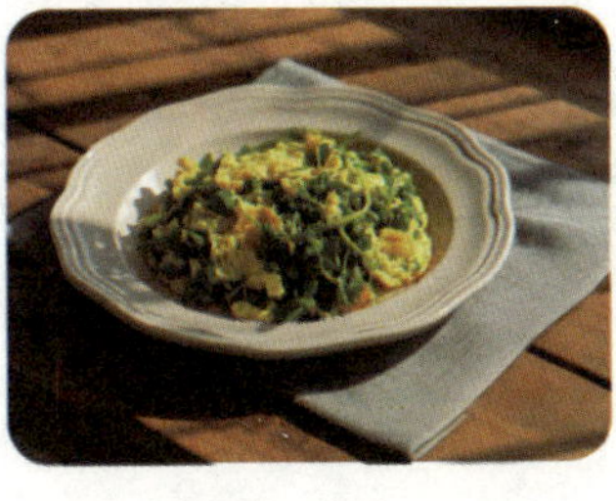

原料 鲜马齿苋80克，鸡蛋2个，油、盐各适量。

做法 将鲜马齿苋洗净，切碎备用；鸡蛋打碎搅匀。锅内放少许油，炒散鸡蛋后放入鲜马齿苋，炒制片刻，加适量盐调味即可。

莲子拌猪肚

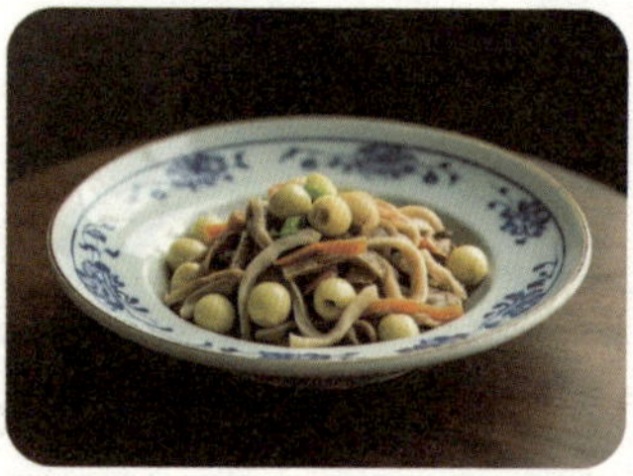

原料 猪肚1个，去心莲子30粒，盐、麻油、葱、姜、蒜适量。

做法 将去心莲子放入洗净的猪肚内，用线扎紧，放入盅内，隔水炖熟。捞出放凉后将猪肚切丝，加去心莲子、盐、麻油、葱、姜、蒜，拌匀即可。

鸡内金西红柿炒鸡蛋

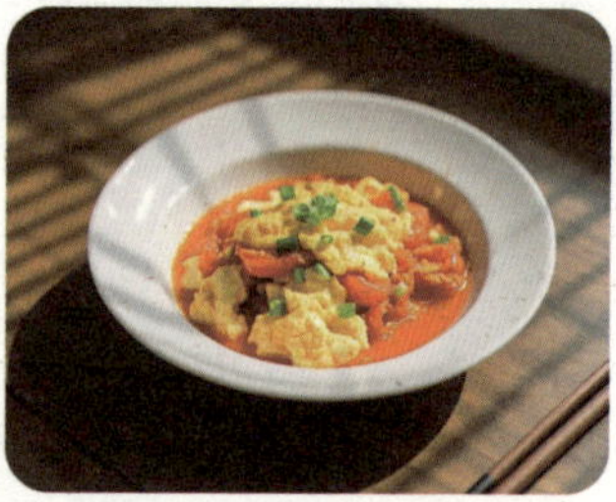

原料 鸡内金10克，西红柿100克，鸡蛋3个，油、盐、葱各适量。

做法 将鸡内金炒黄，研磨成细粉；西红柿洗净切块；鸡蛋打入碗中，用筷子搅散，加入鸡内金粉和盐搅匀。起锅烧油，倒入鸡蛋，用锅铲翻炒，随即将西红柿倒入锅内，炒熟即可。

马齿苋绿豆汤

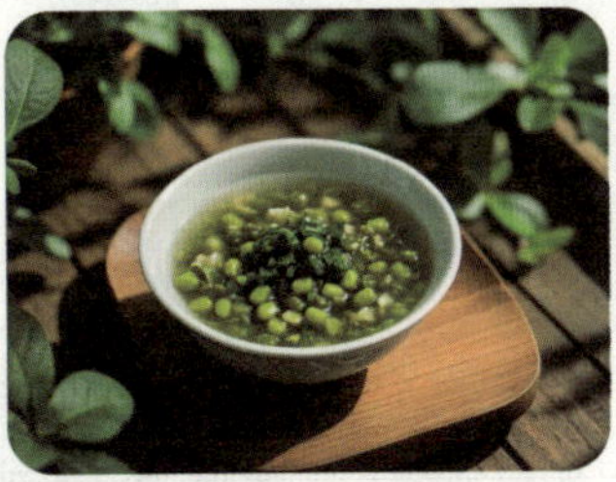

原料 鲜马齿苋 100 克，绿豆 50 克。

做法 将鲜马齿苋和绿豆洗净，放入锅内，加 500 毫升清水煎制服用。

小偏方 取苹果、柿子各 150 克，洗净去皮去核，加 100 毫升清水榨汁饮用，有生津止渴、止泻消炎的功效。

十二指肠溃疡

疾病阐述

十二指肠溃疡是消化性溃疡的常见类型，也是一种多发疾病，是由于胃酸分泌过多或十二指肠黏膜预防功能减弱导致十二指肠黏膜被胃液中的胃酸消化腐蚀形成的局部炎性破损，严重时可损伤黏膜下血管或穿透肠壁肌层引起出血或穿孔。一般与胃酸分泌异常、幽门螺杆菌感染、药物、遗传因素等相关。

临床表现

十二指肠溃疡多有长期、慢性、周期性、节律性上腹痛，与饮食密切相关。一般表现为上腹部钝痛、胀痛或剧痛，这种疼痛有明显的规律性，有些患者还可能伴有反酸、上腹胀、便血等。

食材宜忌

✔宜吃食物：莲子、胡萝卜、白芍、三七、甘草、黄柏等。

✘忌吃食物：糯米、芹菜、韭菜、柠檬等。

对症菜例

三七末藕汁炖蛋

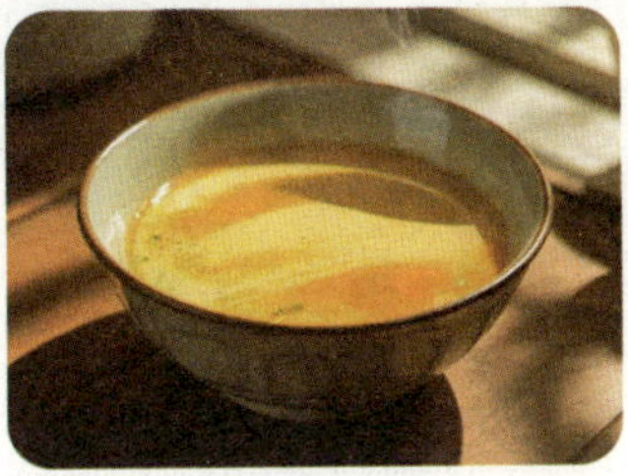

原料 鸡蛋1个，藕汁30毫升，三七末3克。

做法 将鸡蛋打入碗中，用筷子搅散，再放入藕汁、三七末，搅拌均匀，隔水炖熟即可。

仙人掌炒牛肉

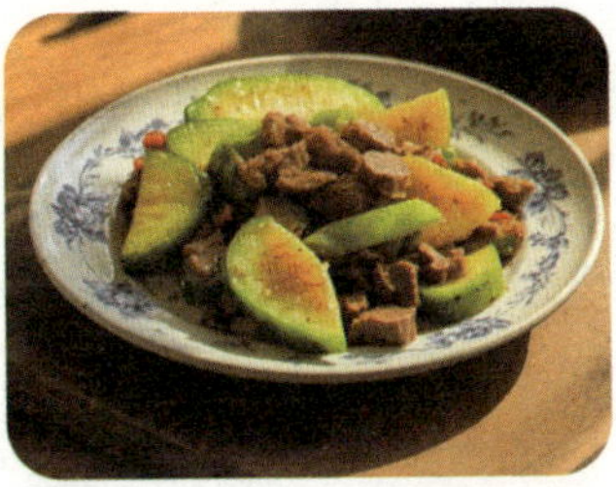

原料 鲜仙人掌100克，牛肉200克，油、盐各适量。

做法 鲜仙人掌去皮去刺，洗净切片；牛肉洗净切片。起锅烧油，将鲜仙人掌和牛肉放入锅内，旺火炒熟，加盐调味即可。

莲藕糯米粥

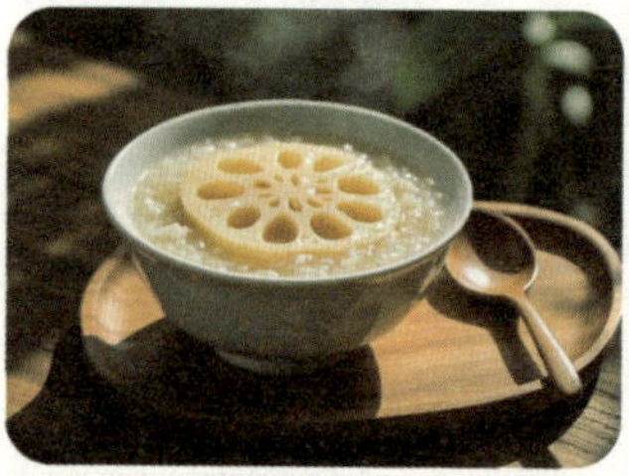

原料 莲藕 100 克，糯米 50 克，蜂蜜适量。

做法 将莲藕洗净，去皮切片。将糯米淘洗后放入锅内，加入莲藕和适量清水，大火煮沸，转小火熬至粥熟，加入蜂蜜即可。

麦芽槐花茶

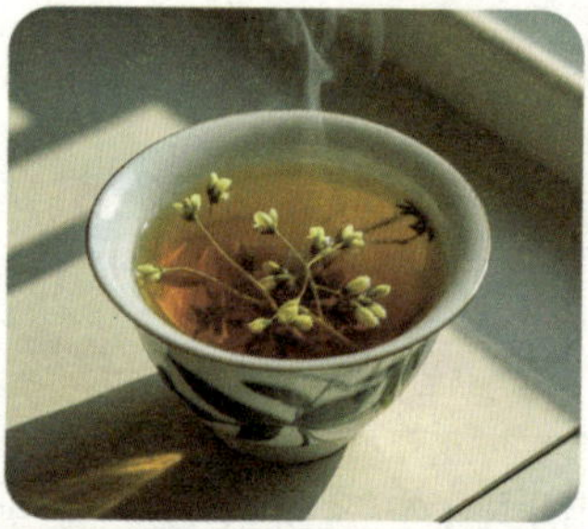

原料 炒麦芽 15 克，槐花、牡丹皮各 5 克，玄参、白芍各 4 克。

做法 将所有药材洗净，锅内放入炒麦芽，加清水 350 毫升，大火煮沸，转小火煮 15 分钟后加入槐花、牡丹皮、玄参、白芍，再煮 15 分钟即可。

刺五加小茴香鸡肉汤

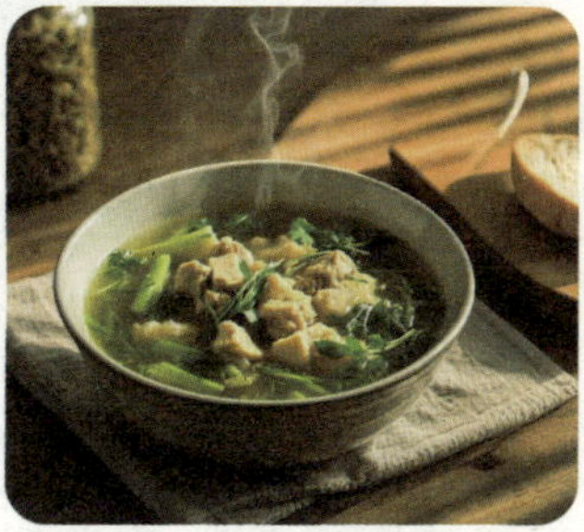

原料 刺五加 10 克，小茴香 10 克，鸡肉 250 克，红枣 5 枚，盐适量。

做法 将刺五加、小茴香、红枣洗净；鸡肉切去肥脂，放入开水中焯水。把全部原料放入锅内，加适量清水。大火煮沸，转小火炖煮两小时，加适量盐调味即可。

小提示 进餐时需要充分咀嚼。避免吃生冷、坚硬的食物，少食多餐，停服不必要的非甾体消炎药，感染幽门螺杆菌的患者，需要与家人分餐进食，避免交叉感染。养成定时进餐的习惯，规律饮食，避免暴饮暴食，适当进行有氧运动，戒烟戒酒，保持良好情绪等。

脂肪肝

疾病阐述

脂肪肝是一组异质性疾病，由遗传易感、环境因素与代谢应激相互作用所致，以肝细胞脂肪变为病理特征。主要包括酒精性脂肪性肝病（简称酒精性肝病）、非酒精性脂肪性肝病以及特殊类型脂肪肝，其中以非酒精性脂肪性肝病最常见。

临床表现

起病隐匿，发病缓慢，一般无症状。少数患者有乏力、右上腹不适、睡眠障碍、便秘等症状。部分患者有肝脏肿大，少数患者还可伴有脾脏肿大。发展到肝硬化失代偿期时与其他原因所致的肝硬化症状相似。

食材宜忌

✔宜吃食物：赤小豆、山楂、无花果、山药、芹菜、薏苡仁等。

✖忌吃食物：动物内脏、肥肉、酱菜、墨鱼等。

对症菜例

枸杞蒸蛋

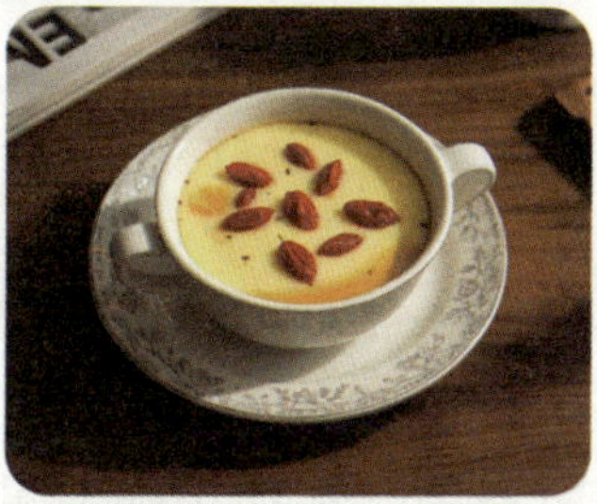

原料 枸杞5克，鸡蛋1个。

做法 将枸杞洗净，在水中浸泡约5分钟，捞起沥干，鸡蛋打碎搅匀，加入适量清水，隔水蒸7分钟，将枸杞撒在蒸蛋上，再蒸5分钟即可。

山楂薏苡仁荷叶茶

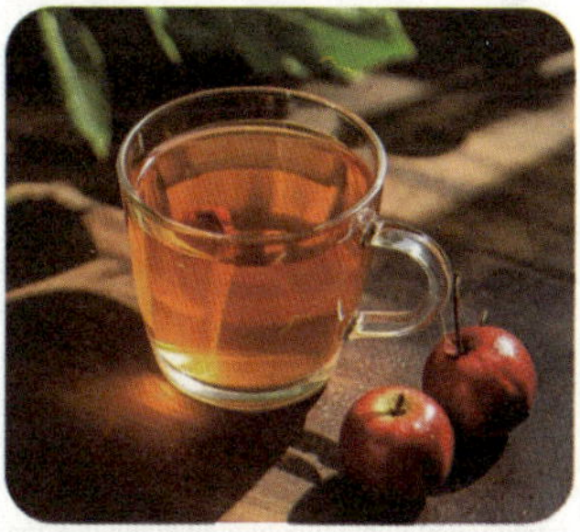

原料 山楂、荷叶各10克，薏苡仁5克，冰糖适量。

做法 将山楂、荷叶洗净备用；薏苡仁洗净后，用温水浸泡30分钟。锅中放薏苡仁和适量清水，大火煮沸，转小火煮熟后放入山楂、荷叶，再煮5分钟关火。去渣取汁，加入冰糖即可饮用。

柴胡白菜汤

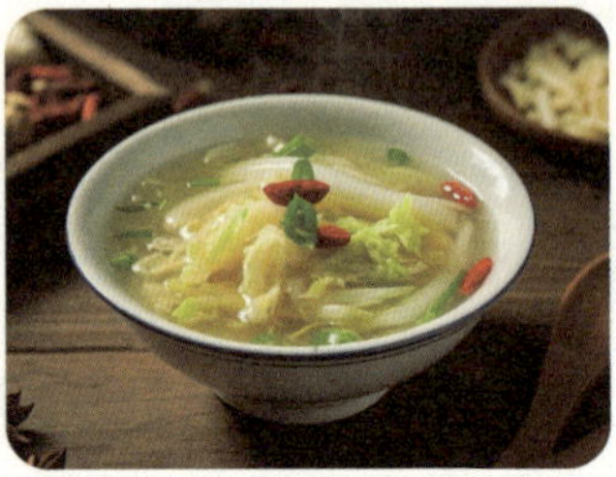

原料 柴胡 20 克，白菜 300 克，盐、香油各适量。

做法 将白菜洗净切块，柴胡洗净备用。在锅中加适量清水，放入白菜和柴胡，小火煮 15 分钟，出锅前放入盐和香油调味即可。

青椒炒黄鳝

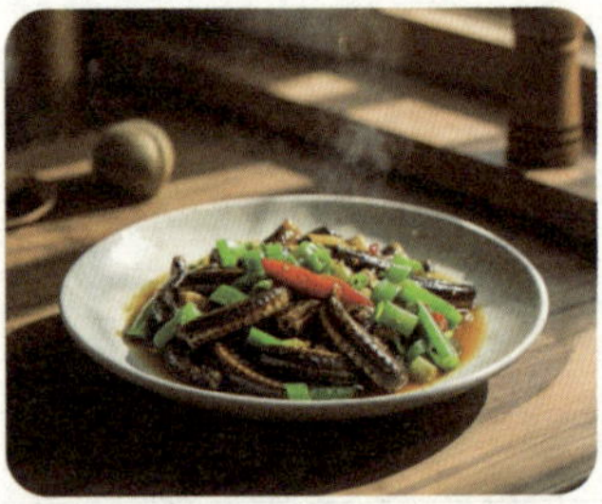

原料 青椒、黄鳝各 80 克，姜丝、料酒、高汤、酱油、盐、油各适量。

做法 将黄鳝洗净切段，加入料酒、盐腌制 10 分钟；青椒洗净切块。起锅烧油，放入姜丝煸炒，再放入青椒、黄鳝爆炒 3 分钟，加入高汤，酱油、盐调味即可。

香菇炒芹菜

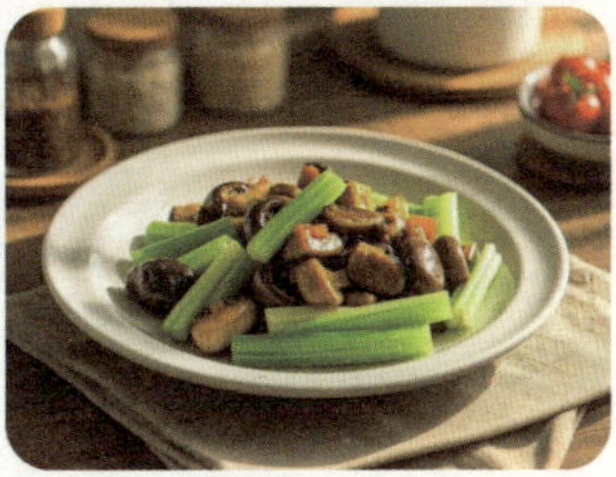

原料 芹菜 300 克，香菇 5 个，油、盐、酱油各适量。

做法 将芹菜去根去叶，洗净切段，香菇洗净切块。起锅烧油，加入芹菜炒 5 分钟，再放入香菇炒制 3 分钟，加入盐、酱油调味即可。

荷叶丹参荞麦粥

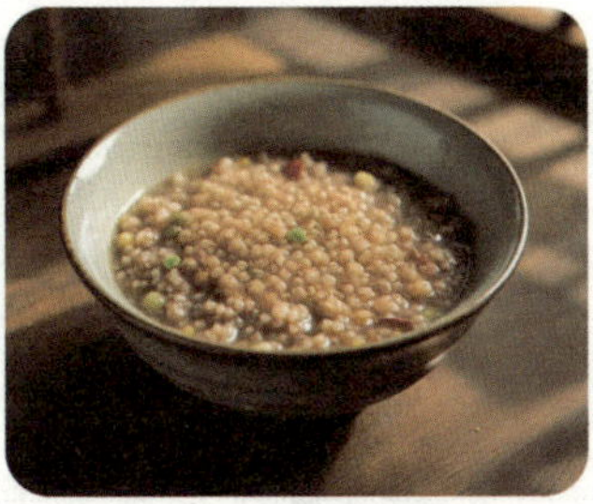

原料 荷叶 10 克，丹参 10 克，荞麦 100 克，冰糖适量。

做法 将荷叶、丹参洗净，装入纱布袋内，扎紧袋口，与淘洗干净的荞麦一同入锅。锅中加 1000 毫升清水，小火将荞麦熬制成粥。将纱布袋取出扔掉，粥内加冰糖调味即可。

胡萝卜香菇薤白大骨汤

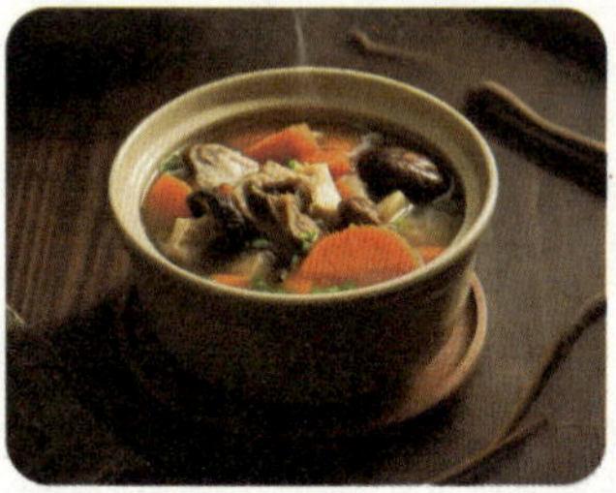

原料 胡萝卜400克，香菇200克，薤白30个，猪棒骨1根，姜、葱、盐各适量。

做法 将胡萝卜、香菇洗净，切块备用；薤白洗净；猪棒骨洗净，剁块备用。锅中加入适量清水，放入猪棒骨、姜、胡萝卜、香菇、薤白，煮至肉软烂后，加葱花和盐调味即可。

小提示 如果摄取过多热量，无论吃荤还是吃素，都可能引发脂肪肝。素食者虽然没有摄取动物脂肪，但许多素食料理采用油炸方式进行烹调，热量同样较高。因此，即便是素食者，也应注意热量的摄取，采用健康的烹调方式。

肝硬化

疾病阐述

肝硬化是一种慢性、进行性的疾病，主要发生在肝细胞广泛坏死的基础之上，由肝脏纤维组织弥漫性增生，形成多种问题，如结节、假小叶，以至于肝脏的正常结构和血供受到破坏。肝硬化病因大致可分为病毒性肝炎、慢性酒精性肝病、非酒精性脂肪性肝病、长期胆汁淤积、药物或毒物、肝脏血液循环障碍、遗传和代谢性疾病、免疫紊乱、寄生虫感染等。

临床表现

肝硬化的症状表现多种多样，早期可能无症状，或有乏力、食欲减退、腹泻等非特异性的表现。随着病变进展，患者可能出现黄疸、消瘦、乏力、腹水、昏迷等症状。

食材宜忌

✔宜吃食物：鸡肉、莲藕、冬瓜、柑橘、百合等。

✘忌吃食物：咸鱼、油条、松花蛋、酱菜等。

对症菜例

芦笋炒百合

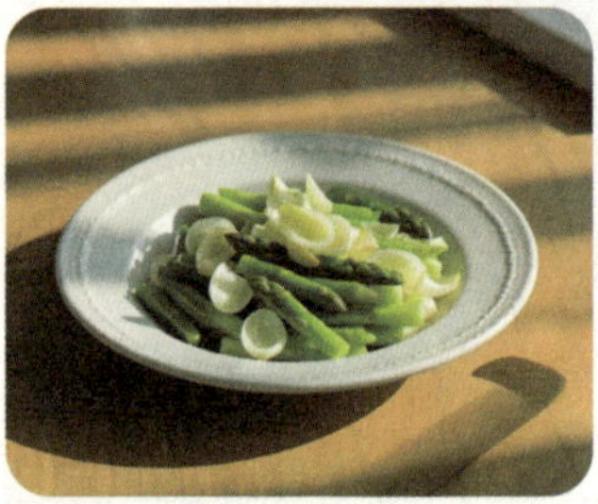

原料 芦笋400克，百合10克，油、盐各适量。

做法 芦笋洗净切段，焯熟备用；百合剥片洗净。起锅烧油，放入百合，大火翻炒，再放入芦笋，快速翻炒，加盐调味即可。

黄芪薏苡仁鸭子汤

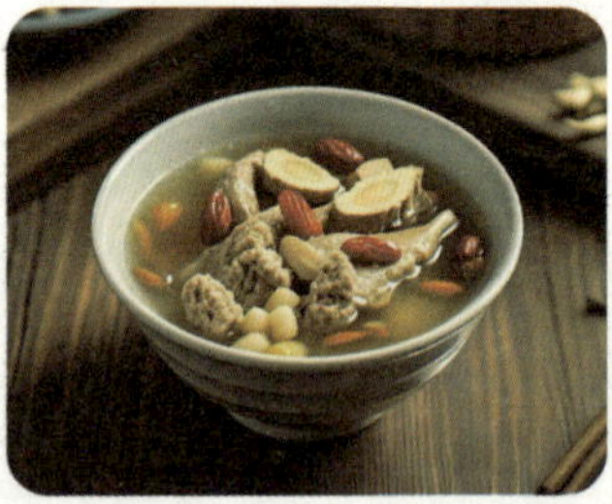

原料 黄芪100克，薏苡仁100克，鲜鸭肉500克。

做法 将鲜鸭肉洗净切块，焯水备用。将黄芪、薏苡仁、鸭肉一起加水煮至肉烂，即可食用。

丹参饮

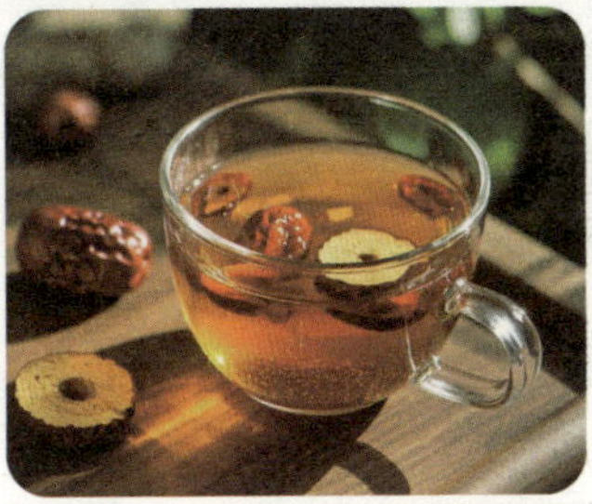

原料 丹参 25 克，红枣 5 枚，冰糖适量。

做法 将红枣洗净去核，与丹参一同放入锅内，加适量水煎制，捞出丹参，加适量冰糖调味即可。

泥鳅炖豆腐

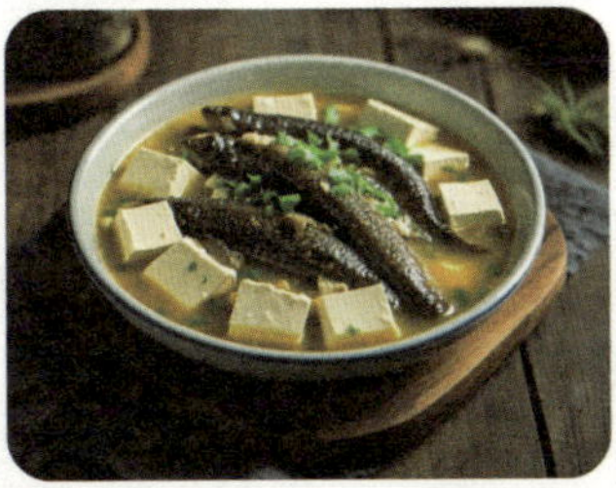

原料 泥鳅 500 克，豆腐 300 克，盐适量。

做法 将泥鳅去鳃去内脏，洗净备用。锅内加适量清水，放入泥鳅和适量盐，炖至五成熟，再加入豆腐，炖至泥鳅熟烂即可。

枸杞红枣炖鸡蛋

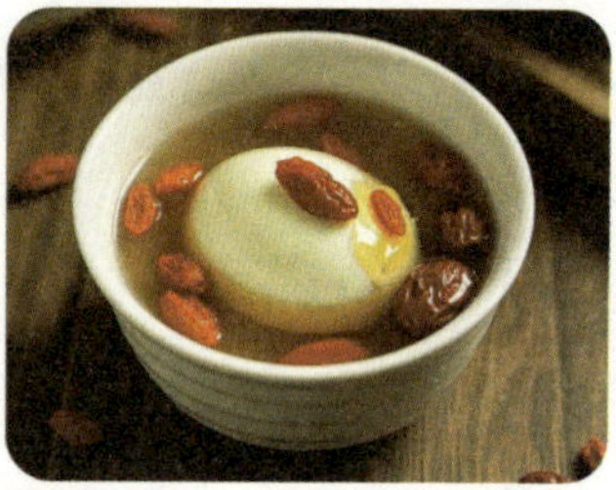

原料 枸杞 60 克，红枣 8 枚，鸡蛋 1 个，红糖适量。

做法 将枸杞、红枣、鸡蛋洗净放入锅内，加适量清水煮熟，鸡蛋冷却后剥皮，再煮 5 分钟，用红糖调味即可食用。

木耳茭白西红柿汤

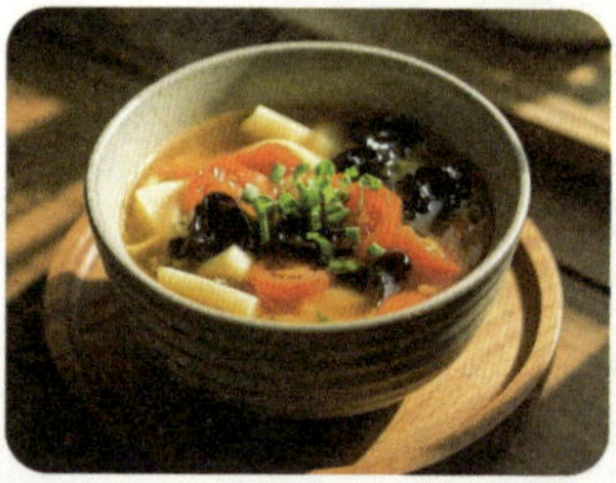

原料 水发木耳 50 克，茭白 100 克，西红柿 1 个，高汤、葱、盐各适量。

做法 水发木耳洗净，撕成小朵；茭白洗净切片；西红柿洗净切块。将木耳、茭白、西红柿放入锅内，加高汤煮沸 10 分钟，再放入葱和盐调味即可。

山药炖甲鱼

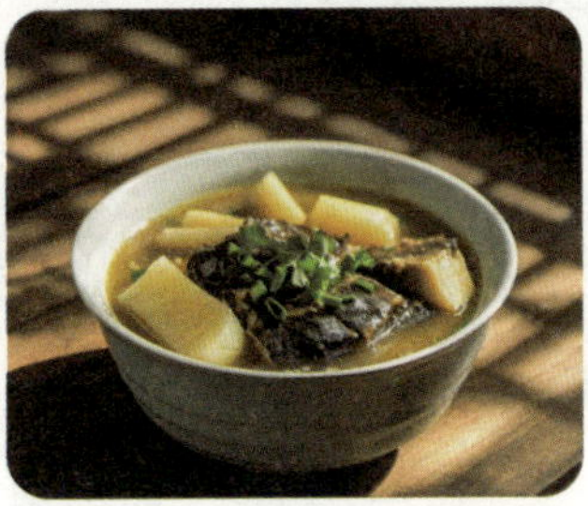

原料 甲鱼块 100 克，山药 50 克，当归 10 克，盐适量。

做法 将山药洗净，去皮切块。甲鱼块洗净放入锅中，加适量清水，放入山药块和当归，大火煮沸后，转小火炖煮 1～2 小时，加盐调味即可。

小偏方 茯苓 25 克、猪苓 20 克、白术 15 克、桂枝 10 克，煎水服用。每日 1 剂，分两次服用，有健脾利湿、消除腹水的作用。

第三节 内分泌系统疾病

糖尿病

疾病阐述

糖尿病是一种由胰岛素绝对或相对分泌不足以及利用障碍引发的，以高血糖为标志的慢性疾病。该疾病主要分为 1 型糖尿病、2 型糖尿病和妊娠糖尿病三种类型。病因主要归结为遗传因素和环境因素的共同作用，包括胰岛细胞功能障碍导致的胰岛素分泌下降，或者机体对胰岛素作用不敏感或两者兼备，使得血液中的葡萄糖不能有效被利用和储存。

临床表现

典型症状为多饮、多尿、多食、体重下降。其他症状包括疲劳、视力模糊、伤口愈合缓慢、反复感染等。

食材宜忌

✔宜吃食物：苦瓜、黄瓜、白术、桑叶、熟地黄、牛蒡等。

✘忌吃食物：甘蔗、荔枝、蜂蜜、腊肉、白酒等。

对症菜例

果麦粥

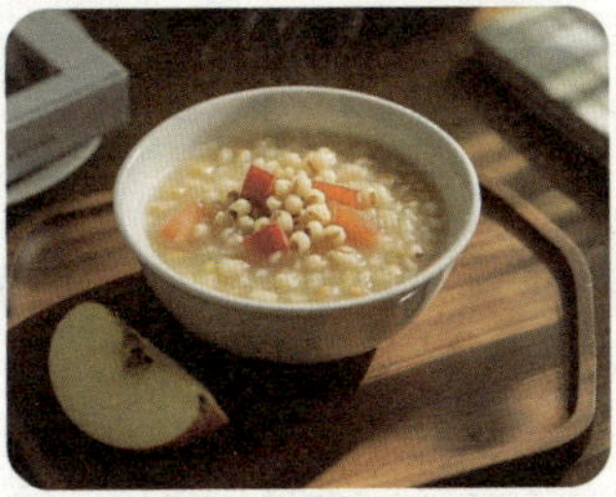

原料 苹果 150 克，小麦胚芽 80 克，薏苡仁 15 克。

做法 将苹果去核，切丁备用。锅内加入适量清水，再加入小麦胚芽和薏苡仁，大火煮沸，转小火煮熟，加入苹果再煮制片刻即可。

薏苡仁鸭肉煲

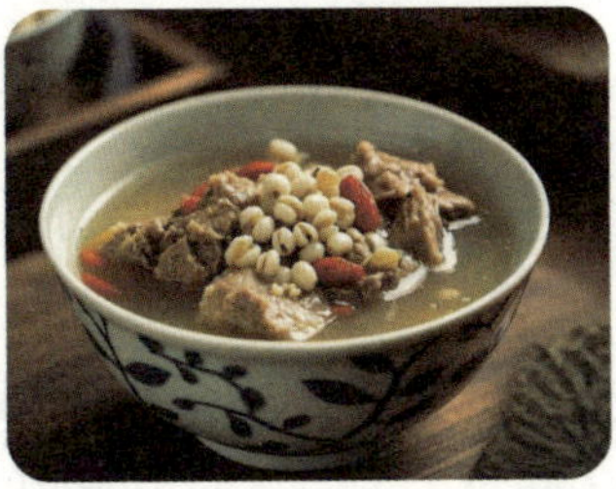

原料 薏苡仁 30 克，鸭肉 200 克，葱、姜、盐各适量。

做法 将鸭肉洗净切块，薏苡仁洗净。锅内加入适量清水，放入鸭肉、薏苡仁、葱、姜，大火煮沸，转小火炖 40 分钟，加盐调味即可。

银耳西红柿汤

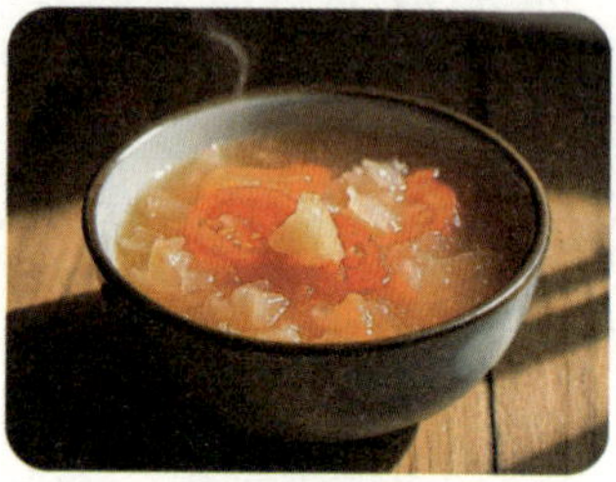

原料 干银耳 20 克，西红柿 1 个，盐适量。

做法 将干银耳用温水泡发，撕成小朵；西红柿洗净，去皮切块。锅内加入适量清水，放入银耳、西红柿，煮熟后加盐调味即可。

天花粉瓜皮汁

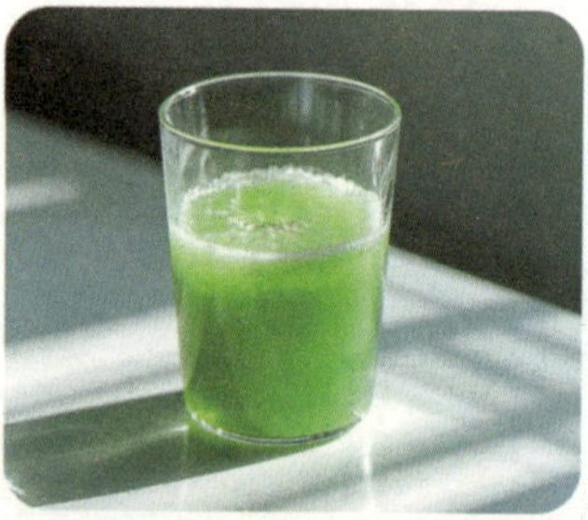

原料 干西瓜皮、干冬瓜皮各 10 克，天花粉 5 克。

做法 将干西瓜皮、干冬瓜皮、天花粉放入锅中，加适量清水，小火慢煮 30 分钟，去渣取汁。

银耳玉竹汤

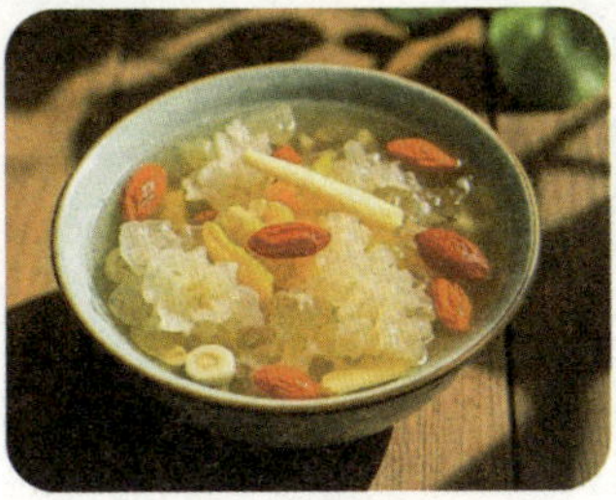

原料 干银耳 15 克，玉竹 25 克，冰糖适量。

做法 将干银耳用温水泡发，撕成小朵，与玉竹、冰糖一起放入锅中，加水煮沸，转小火煮 15 分钟即可。

三七山药粥

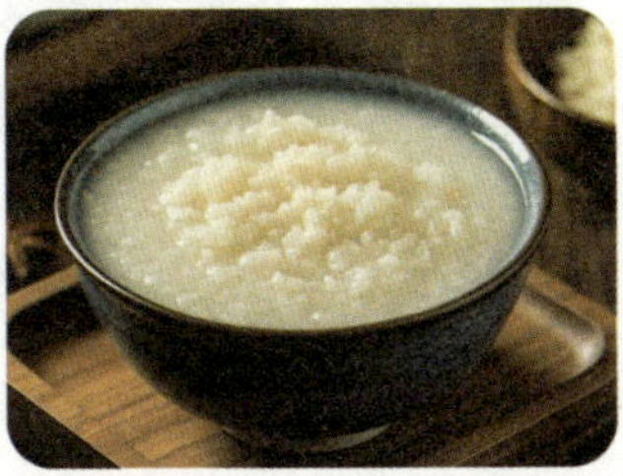

原料 三七 5 克，山药 50 克，粳米 50 克，酥油适量。

做法 将粳米加水煮制成粥，山药去皮为糊后用酥油炒，冷凝后加入三七捣碎，放入粥内拌匀即可。

枸杞炖兔肉

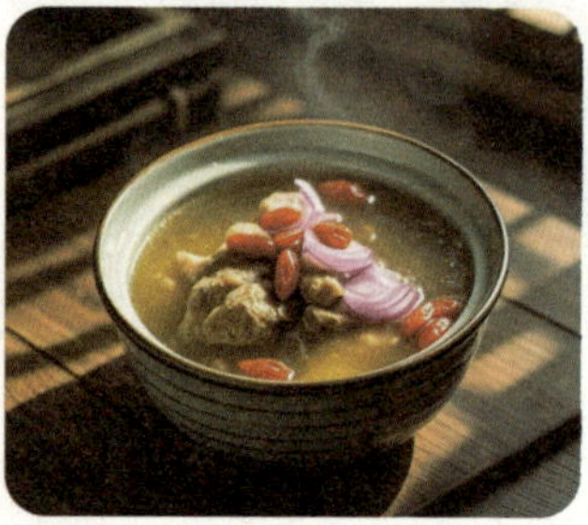

原料 枸杞 30 克，兔肉 250 克，洋葱 100 克，盐适量。

做法 将枸杞、兔肉洗净；洋葱去皮切丝。锅中加入适量清水，放入枸杞和兔肉，大火煮沸，转小火炖至肉熟，加入洋葱、盐，稍煮片刻，吃肉饮汤。

小妙招 糖尿病患者适合运用手臂及腿部肌肉进行运动，如有规律地挥动双手或散步。因为运动有助于肌肉对糖的利用，能促进血液循环，使胰岛素维持良好作用。此外，少食多餐是糖尿病患者需要坚持的饮食原则，控制好饮食，血糖水平才能稳定。

痛风

疾病阐述

痛风是一种因尿酸代谢异常导致的炎症性关节炎，它是由于血液中尿酸水平过高，导致尿酸结晶沉积在关节和周围组织中，引发急性炎症反应。痛风的诱因主要有饮食，如食用高嘌呤食物（红肉、海鲜），饮酒（尤其是啤酒）；疾病，如肥胖、高血压、糖尿病、代谢综合征；药物，如利尿剂、低剂量阿司匹林；还有创伤、手术、感染、剧烈运动等。

临床表现

痛风患者常会出现突发一个或多个关节重度疼痛，多于夜间突然起病，还会出现关节红、肿、皮温升高，关节表面皮肤红紫、紧张、发亮等。

食材宜忌

✔宜吃食物：芹菜、白萝卜、西红柿、山药、茯苓等。

✘忌吃食物：豆制品、动物内脏、海鲜等。

对症菜例

独活当归粥

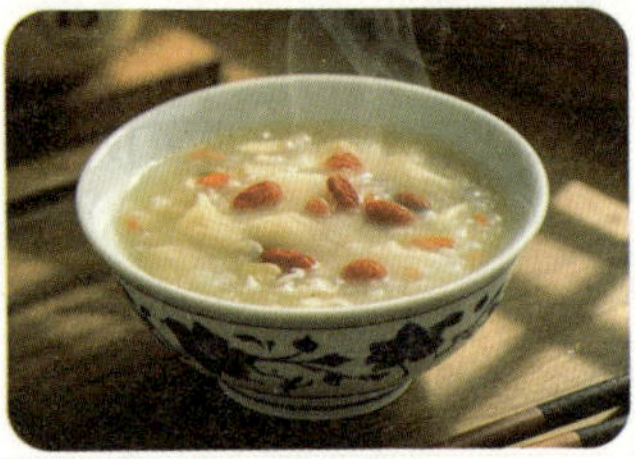

原料 独活 25 克，当归 20 克，生姜 15 克，粳米 100 克，蜂蜜适量。

做法 将独活、当归、姜洗净，放入锅内，加入适量清水。大火煮沸，转小火煮制 20 分钟，去渣取汁。将药汁与粳米煮制成粥，放入蜂蜜调味即可。

山药茯苓粥

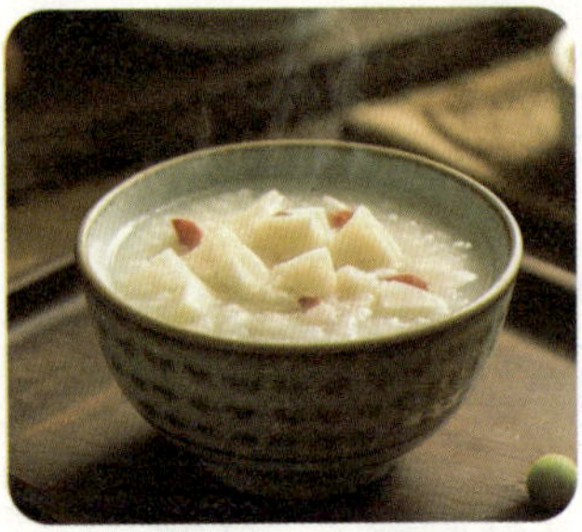

原料 山药、粳米各 50 克，茯苓 3 克。

做法 将山药、粳米、茯苓洗净，放入锅内，加适量清水，煮制成粥即可。

桑枝鸡

原料 老桑枝 50 克，绿豆 30 克，鲜鸡肉 250 克，盐、姜各适量。

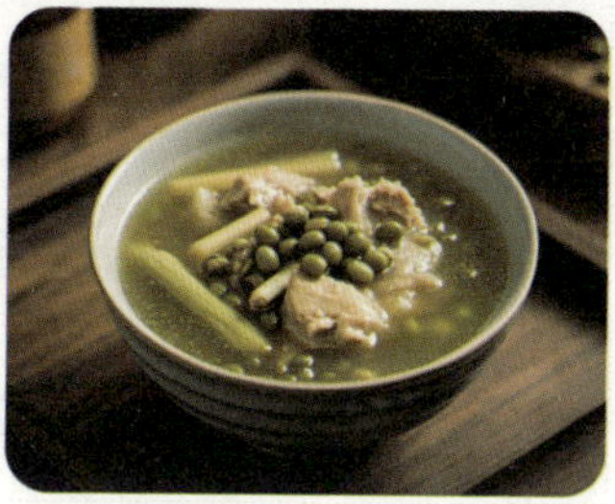

做法 将鸡肉洗净切块，桑枝洗净切段，与绿豆、姜片一同放入锅中，加适量清水，炖至肉烂，加盐调味即可。

陈皮牛肉丝

原料 陈皮 10 克，牛里脊 500 克，鸡蛋 1 个，葱、姜、油、淀粉、糖、盐、酱油各适量。

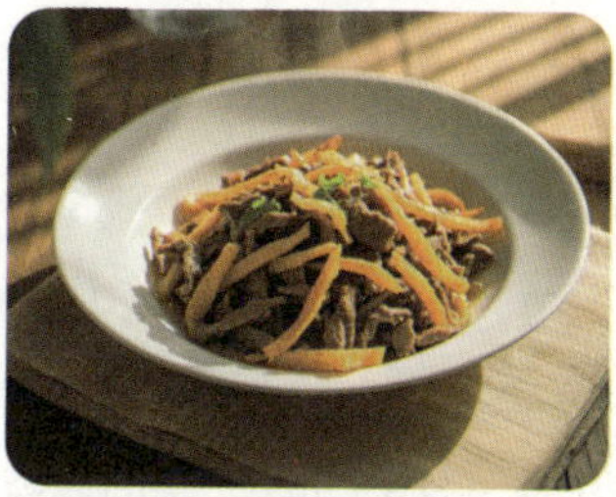

做法 将牛里脊洗净切丝，用蛋清、淀粉拌匀备用；陈皮切丝焯水。起锅烧油，放入牛肉丝滑散，捞出。锅内留底油，放入葱、姜煸香，再放入牛肉丝、陈皮、糖、盐、酱油翻炒，最后加入水淀粉收汁即可。

鸡血藤木瓜豆芽汤

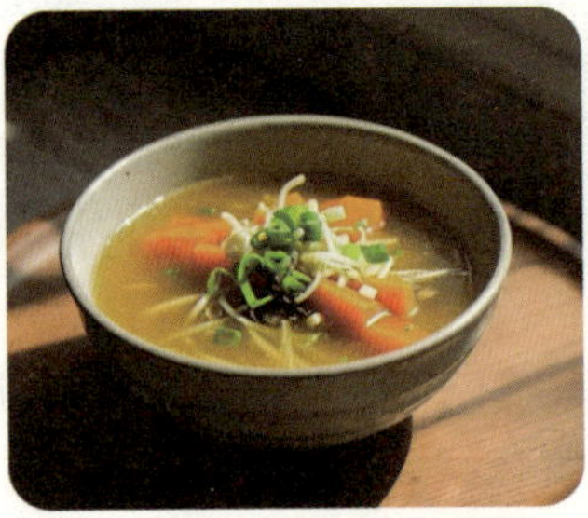

原料 鸡血藤20克，木瓜10克，黄豆芽200克，猪油、盐各适量。

做法 将鸡血藤、木瓜洗净，放入锅内，加水煎煮，捞出鸡血藤，放入黄豆芽、猪油一同煮制，熟后加盐调味即可。

桑寄生煲鸡蛋

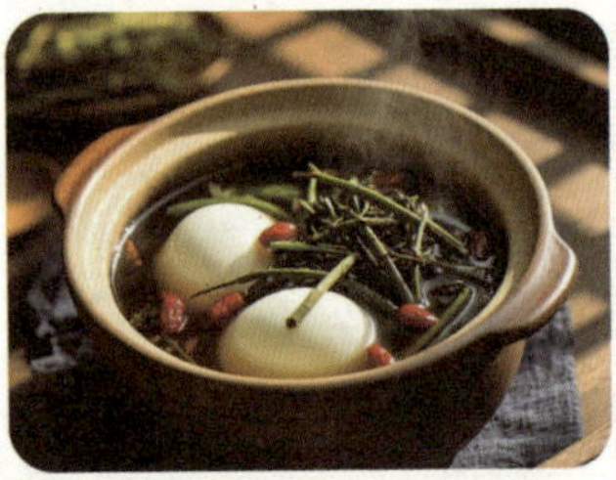

原料 桑寄生30克，鸡蛋2个。

做法 鸡蛋洗净，与桑寄生一同放入锅内，加适量清水，煮至蛋熟，将蛋捞出，去壳后再放入汤内煮20分钟，饮汤食蛋即可。

萝卜柏子仁汤

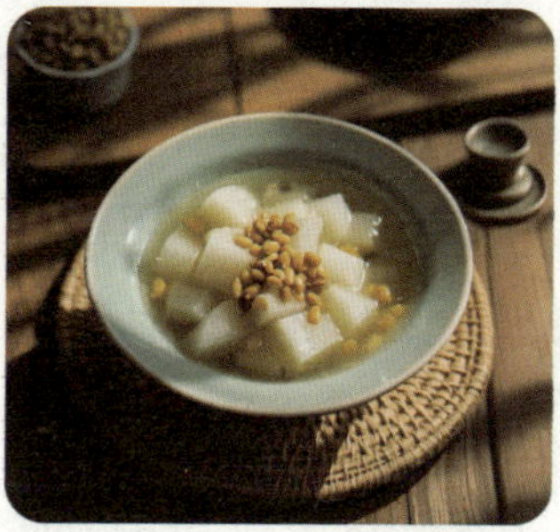

原料 白萝卜250克，柏子仁30克，油、盐各适量。

做法 将白萝卜洗净，去皮切块。起锅烧油，加入白萝卜块煸炒，再加入柏子仁及适量清水，大火煮沸，转小火煮至成熟，加适量盐调味即可。

小妙招 痛风发作时，关节疼痛和肿胀可能非常剧烈。以下是一些缓解痛风症状的小妙招。

1. 冷敷患处。用冰袋或冷毛巾敷在疼痛关节上，每次15～20分钟，每天数次。可以减轻炎症和肿胀，缓解疼痛。注意，避免冰块直接接触皮肤，应用毛巾包裹。

2. 抬高患肢。将疼痛的关节抬高，高于心脏水平。可以促进血液循环，减轻肿胀。

3. 多喝水。每天饮用2～3升水，避免含糖饮料。可以帮助稀释尿酸，促进尿酸排出，减少结晶沉积。

甲亢

疾病阐述

甲亢是由于甲状腺功能过于活跃，自身合成和分泌甲状腺激素增加所致。一般情况下，人体自身甲状腺产生和分泌的甲状腺激素能够满足身体需求，当甲状腺本身产生过多甲状腺激素时，即出现甲亢。甲亢的病因很多，最常见的是毒性弥漫性甲状腺肿（又称 Graves 病），其他还包括多结节性毒性甲状腺肿、甲状腺自主高功能腺瘤、散在性或家族性非自身免疫性甲亢、碘甲亢和新生儿甲亢等。

临床表现

甲亢常见症状包括易激动、烦躁、心动过速、乏力、怕热、多汗、体重下降、食欲亢进等，甲亢并不具备传染性。此外，部分患者会出现眼球突出的眼症，存在周期性瘫痪或肌无力，部分女性患有妊娠剧吐。

食材宜忌

宜吃食物：白萝卜、黄瓜、糙米、百合、燕麦、柴胡、党参等。

忌吃食物：海带、紫菜、鱿鱼、胡椒、芥末等。

对症菜例

玫瑰夏枯草茶

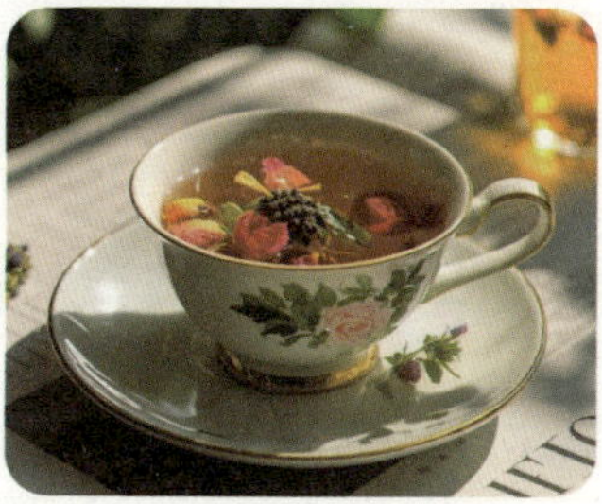

原料 玫瑰 5 克，夏枯草 2 克，蜂蜜适量。

做法 将玫瑰、夏枯草洗净，放入杯中，往杯中加入适量开水进行冲泡，放入蜂蜜调味即可。

绿豆冬瓜陈皮汤

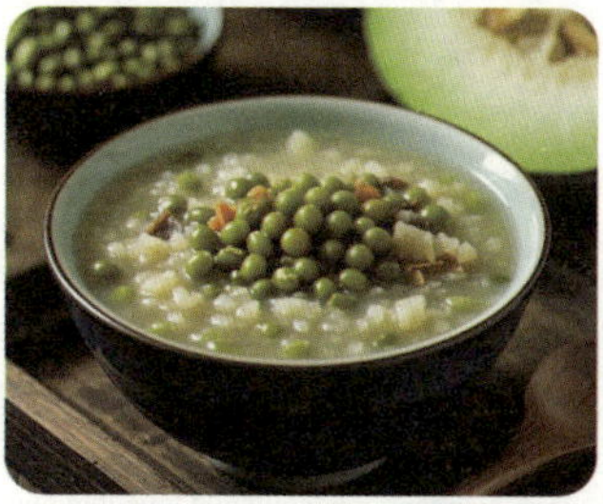

原料 绿豆 15 克，冬瓜 50 克，陈皮 5 克，粳米 30 克，冰糖适量。

做法 将绿豆、冬瓜、陈皮、粳米洗净，放入锅内，加适量清水，煮至绿豆熟，加入适量冰糖调味即可。

马兰炒猪肝

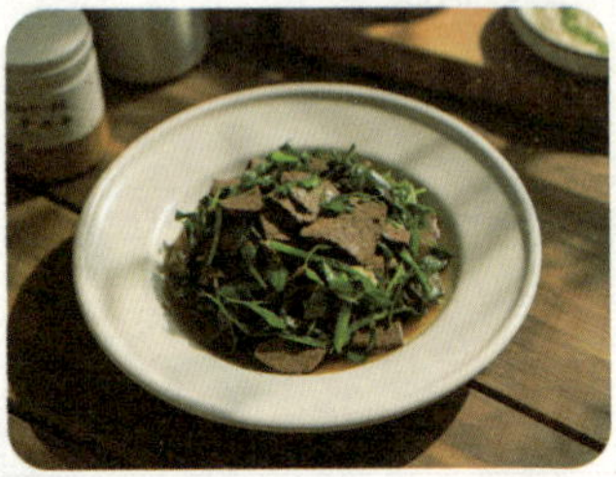

原料 马兰 200 克，猪肝 100 克，葱、姜、油、黄酒、酱油、盐各适量。

做法 将马兰洗净切段，猪肝洗净切片。起锅烧油，放入猪肝滑散，加入葱、姜、酱油煸炒，再放入黄酒、盐和少许水，炒至猪肝熟透，最后放入马兰，炒至入味即可。

桑葚五味粥

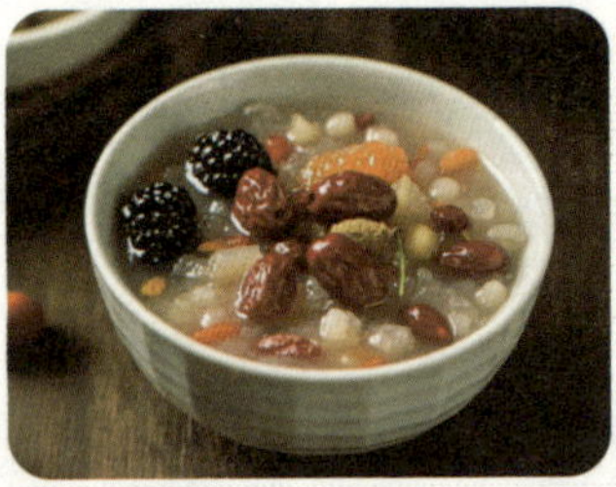

原料 桑葚 50 克，龙眼肉 30 克，天门冬 10 克，五味子 5 克，红枣 5 枚，粳米 50 克。

做法 将桑葚、龙眼肉、天门冬、五味子、红枣、粳米洗净，放入锅中，加适量清水，大火煮沸，转小火熬煮成粥即可。

陈皮竹荪松茸汤

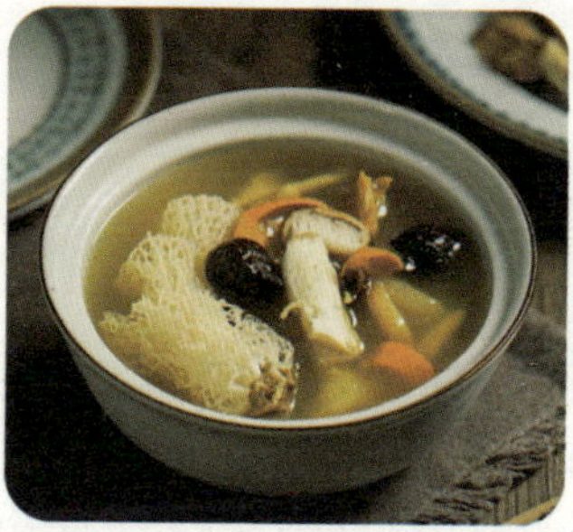

原料 陈皮5克，竹荪10克，松茸50克，盐适量。

做法 将陈皮、竹荪洗净备用；松茸用陶瓷刀刮去表面泥沙。锅中加入适量清水，放入陈皮、竹荪、松茸，煮20分钟，加适量盐调味即可。

人参石斛排骨汤

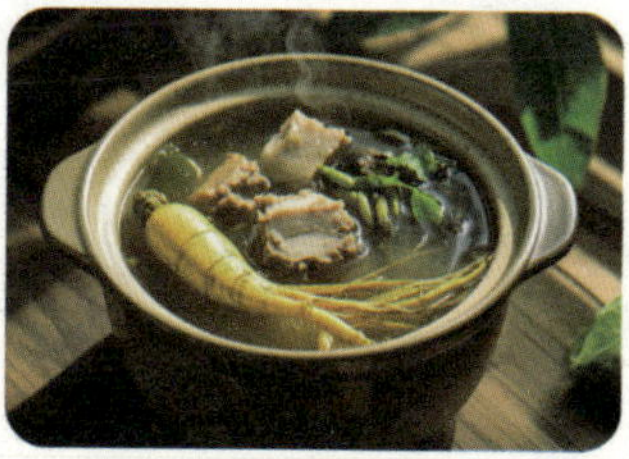

原料 人参10克，石斛10克，排骨500克，盐适量。

做法 将人参、石斛洗净备用；排骨洗净，切块备用。锅内放入适量清水，加入人参、石斛、排骨，大火煮沸，转小火炖煮1小时，加适量盐调味即可。

银耳太子参饮

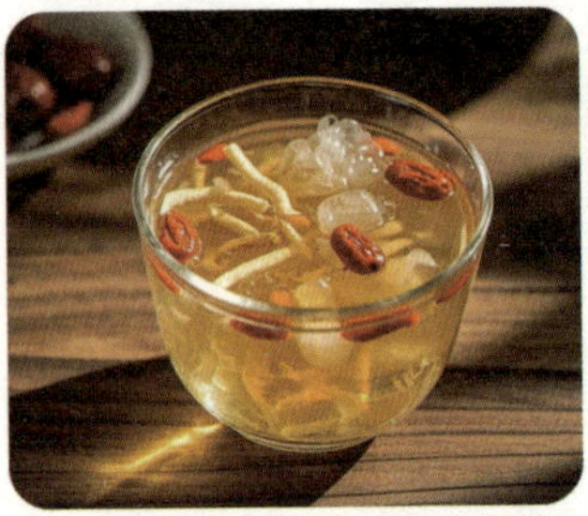

原料 干银耳 15 克，太子参 25 克，枸杞 5 克，冰糖适量。

做法 将干银耳用温水泡发，撕成小朵；太子参和枸杞洗净，放入锅内。加入银耳和适量清水，大火煮沸，转小火熬煮 30 分钟，加入冰糖调味即可。

小提示 甲亢患者应避免剧烈运动，可以选择瑜伽、散步等活动，缓解压力。如有眼突症状，可用冰敷缓解不适，也可以在睡觉时将枕头垫高。

第四节　心脑血管疾病

高血压

疾病阐述

高血压是指血液在血管中流动时对血管壁产生的压力持续高于正常水平。根据《中国高血压临床实践指南》，成人高血压的诊断标准是收缩压≥130mmHg 和/或舒张压≥80mmHg。它是全球范围内常见的心血管疾病之一，长期未控制的高血压可能导致严重的健康问题。高血压的发病原因多为遗传因素和不健康的生活方式，如高盐饮食、过量饮酒、长期精神紧张和体力活动不足等。

临床表现

高血压的典型症状包括头痛、疲倦或不安、心律失常、心悸耳鸣等。高血压有时候会有一些不太特异的症状，如头部胀痛、阵发性眩晕、胸闷不适、四肢麻木等。许多高血压患者（尤其是早期）可能没有任何明显症状，仅通过测量血压才发现。

食材宜忌

✔宜吃食物：芹菜、豆干、豌豆苗、荞麦、杜仲、玉米须等。

✘忌吃食物：动物内脏、肥肉、酱菜、荔枝、咖啡等。

对症菜例

荠菜车前草汤

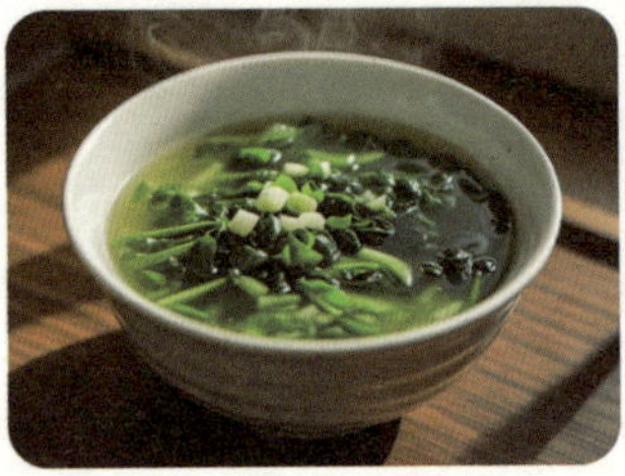

原料 荠菜、干车前草各10克。

做法 将荠菜、干车前草洗净，切碎放入锅中，加适量清水，大火煮沸，转小火煮制20分钟即可。

何首乌红枣粥

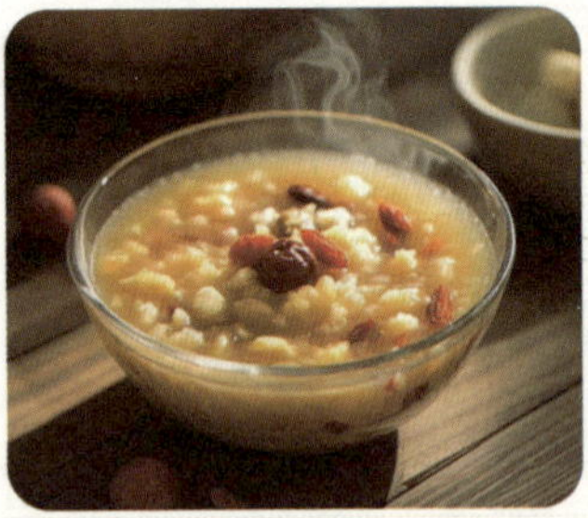

原料 何首乌50克，红枣6枚，粳米100克，冰糖适量。

做法 将何首乌洗净，加水煎制，再加入红枣、粳米熬制成粥，最后加入冰糖调味即可。

降压五味汤

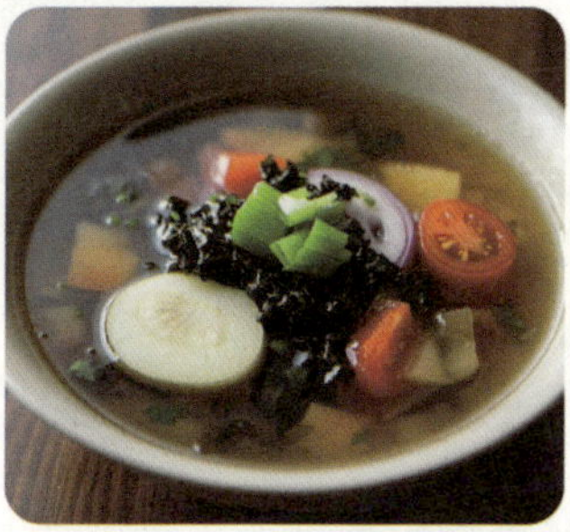

原料 紫菜 5 克，芹菜 200 克，西红柿 200 克，荸荠 10 个，洋葱 50 克。

做法 将芹菜洗净切段；西红柿、荸荠去皮切片；洋葱洗净切丝。将所有原料一同放入锅中，加适量清水，大火煮沸，加紫菜，转小火煮 20 分钟即可。

蚌肉玉米须饮

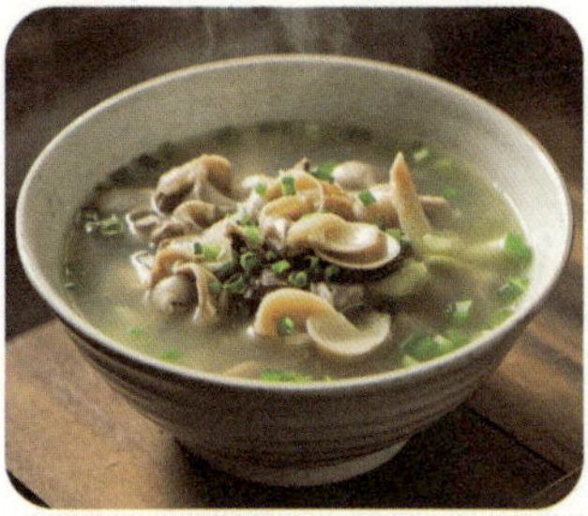

原料 蚌肉 200 克，玉米须 50 克，葱、姜、盐各适量。

做法 将蚌肉、玉米须洗净，与葱、姜一同放入锅内，加适量清水，大火煮沸，转小火炖至蚌肉软烂，加盐调味，将玉米须捞出，食肉喝汤。

双耳汤

原料 木耳、银耳各 10 克，冰糖适量。

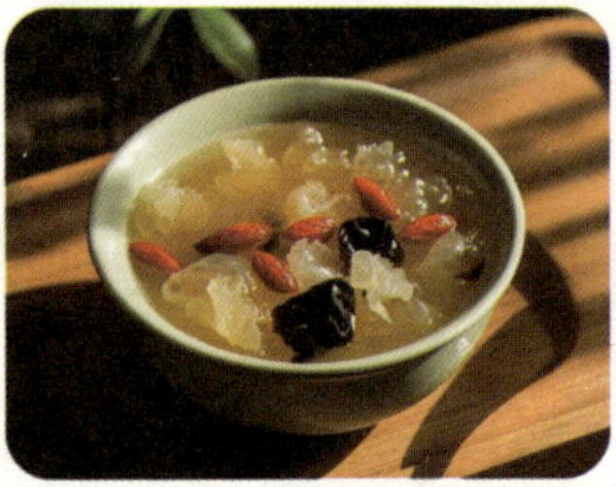

做法 将木耳、银耳用温水泡发，撕成小朵，放入碗中，加适量清水和冰糖，蒸 30 分钟即可。

小提示 高血压患者一定要配合医生指导用药，不要贸然减少药量或停药，也不要随意服用其他降压药，每种降压药的作用机理不同，每位患者的适应药物类型也不同，切不可随意服药。

冠心病

疾病阐述

冠心病，又称冠状动脉粥样硬化性心脏病，是由于冠状动脉（供应心脏血液的血管）发生粥样硬化，导致血管狭窄或阻塞，从而引起心肌缺血、缺氧甚至坏死的一种心脏病。导致冠心病的危险因素有很多，除了年龄、遗传等不可控的因素外，还包括高血压、血脂异常、糖尿病、超重、肥胖、吸烟等可控的因素。

临床表现

冠状动脉粥样硬化性心脏病一般情况下无明显症状，表现为做运动平板心电图检查时的异常改变。随着斑块的积累，管腔狭窄会使得血液无法顺畅流经，进而导致胸痛或不适，称为心绞痛，疾病的严重情况还会导致心力衰竭和心律失常。此外，其他可能出现的症状包括心悸、呼吸短促、头晕等。

食材宜忌

✔宜吃食物：大白菜、冬瓜、鱼肉、燕麦、枸杞、西洋参等。

✘忌吃食物：巧克力、动物内脏、咖啡、全脂牛奶等。

对症菜例

玉竹燕麦粥

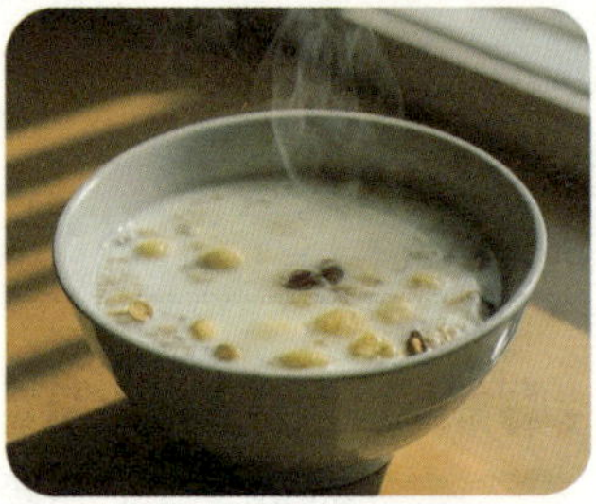

原料 燕麦片 100 克，玉竹 10 克，冰糖适量。

做法 玉竹加水煎制，去渣取汁。往玉竹汁中加入燕麦片，小火熬制成粥，加入冰糖调味即可。

党参三七炖鸡

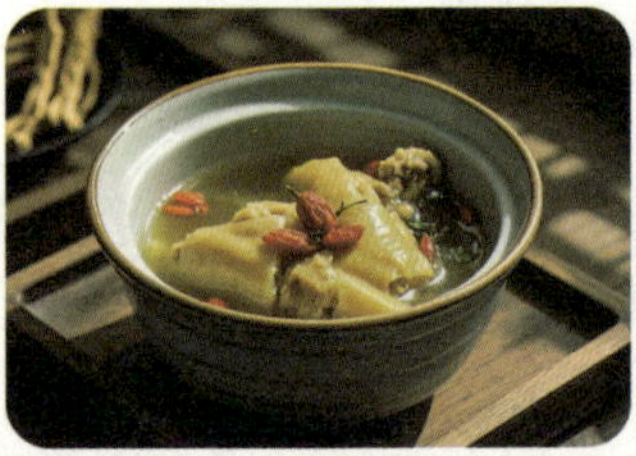

原料 鲜鸡肉 200 克，三七 10 克，党参 15 克，葱、姜、料酒、盐各适量。

做法 将鸡肉洗净切块，三七研磨成粉，党参切片。将鸡肉、党参、葱、姜放入锅内，加入适量清水和料酒，大火煮沸，转小火煮至肉烂。将党参捞出，加入三七粉，稍煮片刻即可。

黄芪香菇黑鱼片

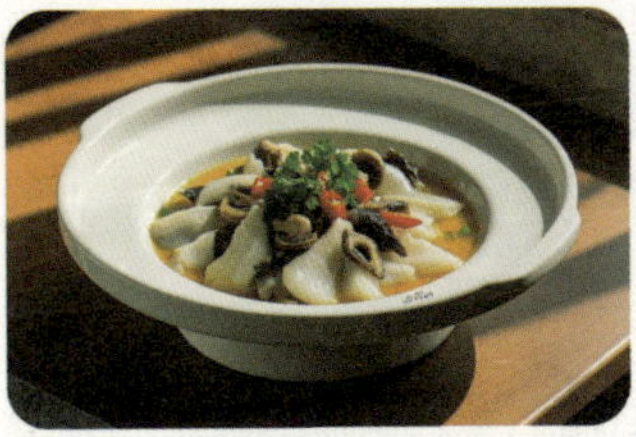

原料 黑鱼片 200 克，香菇 100 克，黄芪 10 克，葱、姜、料酒、油、盐各适量。

做法 将黄芪洗净，加水煎制，去渣取汁；香菇洗净切片。起锅烧油，放入香菇煸炒，加入黄芪汁，煮开放黑鱼片、葱、姜、料酒，炖煮 10 分钟，加适量盐调味即可。

参芪乌鸡汤

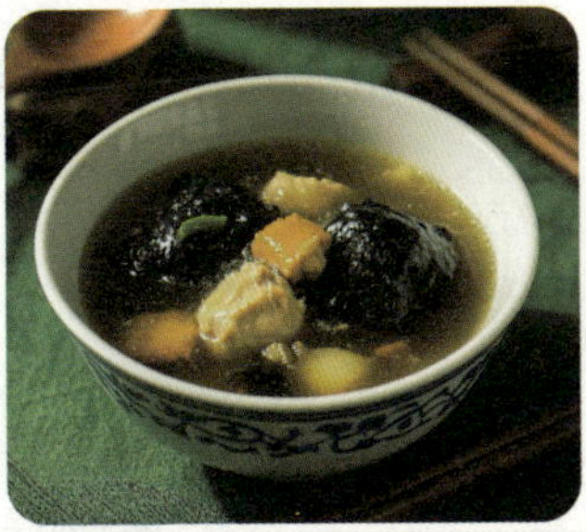

原料 人参 3 克，黄芪 30 克，乌鸡 1 只，盐适量。

做法 去乌鸡内脏，洗净切块，人参、黄芪洗净，与乌鸡一同放入锅内，加适量清水，大火煮沸，转小火煮至鸡肉软烂，将人参、黄芪捞出，锅中加适量盐调味即可。

龙眼松子汤

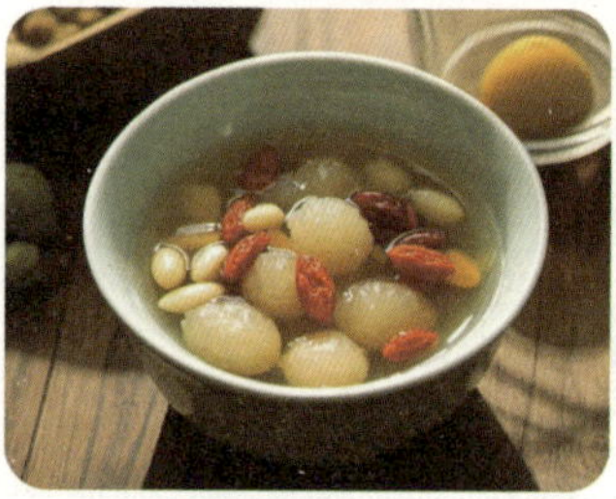

原料 龙眼肉 30 克，松子仁 30 克。

做法 将龙眼肉和松子仁一同放入锅中，加适量清水，大火煮沸，转小火煮制 30 分钟即可。

红枣桂枝炖牛肉

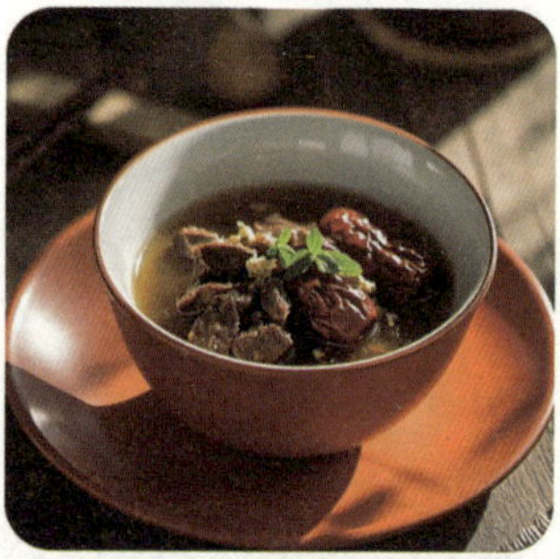

原料 红枣 10 枚，桂枝 8 克，牛肉 200 克，胡萝卜 200 克，高汤、黄酒、葱、姜、盐各适量。

做法 将红枣去核洗净，桂枝洗净，牛肉、胡萝卜洗净切块，一同放入锅中，加高汤、黄酒、葱、姜，大火煮沸，转小火炖煮 1 小时，加适量盐调味即可。

红枣香菇汤

原料 红枣10枚，干香菇50克，姜、盐各适量。

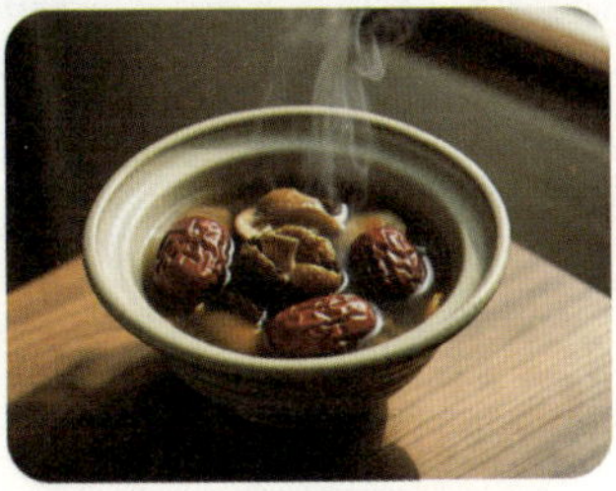

做法 将红枣洗净去核；干香菇用温水泡发，洗净切块。碗中放适量清水，加入红枣、香菇、姜、盐，放入锅中蒸1小时，加盐调味即可。

小偏方 每天食用1瓣蒜，能降低患冠心病的风险。蒜能降低血脂，减少脂质在血管内壁的堆积，抑制血小板不正常凝集而造成的动脉阻塞，有助于保持冠状动脉的健康。

心肌梗死

疾病阐述

心肌梗死，俗称“心梗”，是由于冠状动脉（供应心脏血液的血管）突然阻塞，导致心肌缺血、缺氧，进而发生坏死的一种严重心血管疾病。急性心肌梗死的诱发因素较多，任何诱发血栓形成、血管内斑块脱落、冠状动脉痉挛或狭窄的因素均可致病。日常生活中常见的诱因有剧烈运动、过度疲劳、暴饮暴食、情绪波动、天气变化、便秘者用力排便等。心肌梗死是一种危及生命的急症，一旦出现症状，应立即拨打急救电话，争取尽早治疗，以挽救生命和减少心肌损伤。

临床表现

该病典型症状表现为心前区疼痛或憋闷感。疼痛或憋闷部位主要指胸骨后方，向左下方可延伸到左侧肋骨、上腹部，向上可到左侧肩、背甚至口腔、头部。部分患者也可表现在左上肢。疼痛性质多为心前区的“压迫感、挤压感、沉重感”。部分患者胸部无明显感觉，仅胸部以外其他部位有钝痛或不适感。疼痛持续时间较长，多超过 30 分钟，无明显疼痛峰值，安静休息或应用硝酸甘油等药物并不能很快减轻症状。

食材宜忌

✔宜吃食物：菠菜、豆腐、苹果、玉米、绿豆等。

✘忌吃食物：蛋黄、动物内脏、虾头、全脂牛奶等。

对症菜例

龙眼酸枣仁黑豆浆

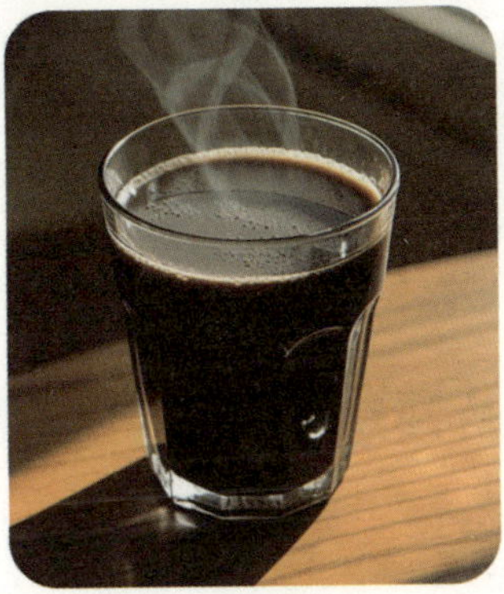

原料 龙眼肉 20 克，酸枣仁 10 克，黑豆 60 克，冰糖适量。

做法 将黑豆用水浸泡 10 小时，捞出；龙眼肉、酸枣仁洗净。将所有原料一同放入豆浆机，加适量清水，制成豆浆，去渣取汁，加入适量冰糖即可。

莲子芡实猪肉汤

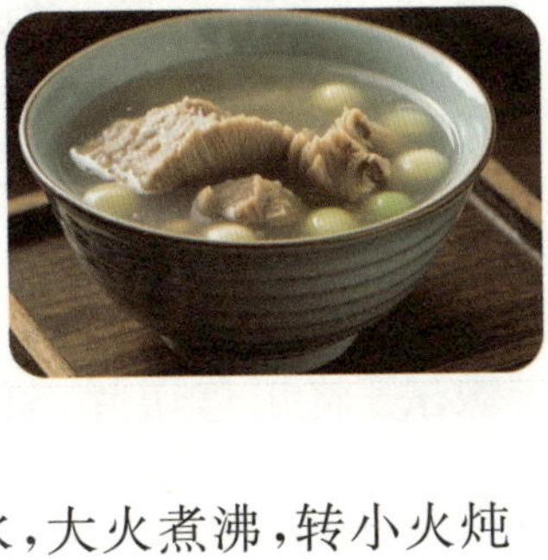

原料 莲子 50 克，芡实 50 克，猪肉 200 克，盐适量。

做法 将猪肉洗净切块，与莲子、芡实一同放入锅内，加适量清水，大火煮沸，转小火炖煮 1 小时，加适量盐调味即可。

附片山楂牛肉汤

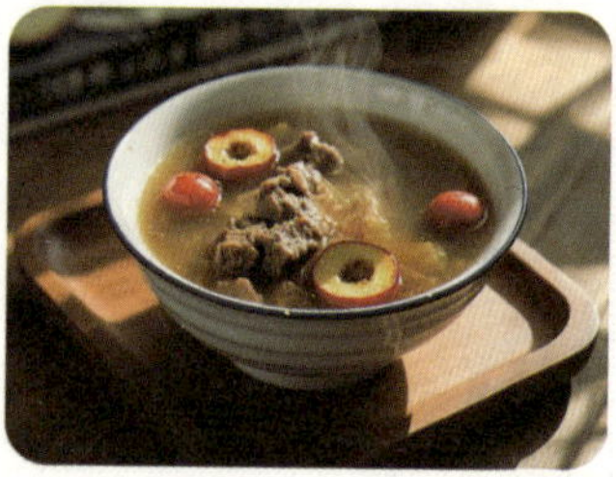

原料 熟附片15克，山楂20克，牛肉200克，高汤、黄酒、葱、姜、盐各适量。

做法 将附片洗净，山楂洗净去核，牛肉洗净切块。用黄酒、葱、姜腌制牛肉30分钟。将附片放入锅内，加适量清水，大火煮沸，转小火炖煮1小时后，加入牛肉、高汤，再用大火煮沸，转小火炖煮1小时，加盐调味即可。

川芎红花当归炖仔鸡

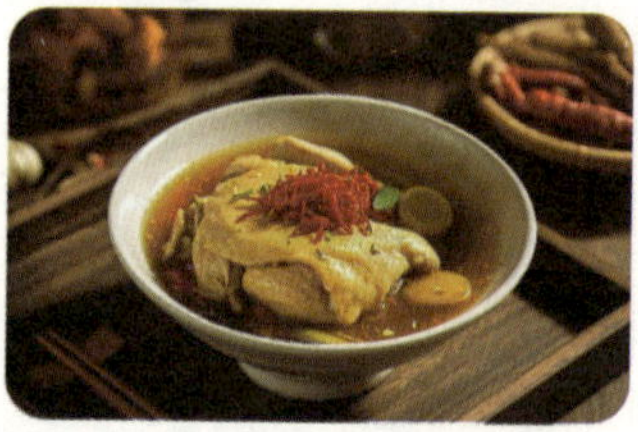

原料 川芎6克，当归6克，红花6克，仔鸡1只，高汤、黄酒、葱、姜、盐各适量。

做法 将川芎切片，红花洗净，当归切片，仔鸡去毛去内脏，一同放入锅内，加入黄酒、盐、葱、姜，再加入高汤。大火煮沸，转小火炖煮1小时即可。

山楂茯苓露

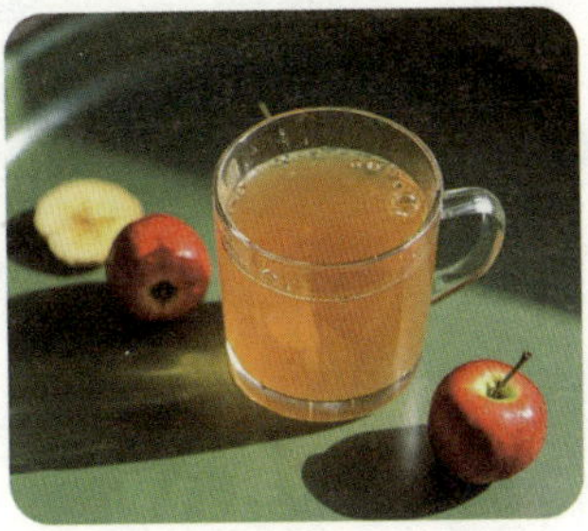

原料 山楂 100 克，茯苓 25 克，蜂蜜适量。

做法 将山楂、茯苓洗净，放入锅中，加适量清水煎煮成汁，再加入蜂蜜熬成浓稠的露状即可。

小妙招 针灸推拿可以疏通经络、调和气血。针对心肌梗死患者，常选取内关、膻中、心俞等穴位，以缓解胸痛、心悸等症状，增强心脏功能。推拿手法则以轻柔舒缓为主，帮助放松肌肉、改善血液循环。

心肌炎

疾病阐述

心肌炎是指心肌（心脏肌肉）的炎症性疾病，通常由感染、自身免疫反应或毒素等因素引起。心肌炎可轻可重，轻者可能无症状，重者可能导致心力衰竭、心律失常甚至猝死。感染、自身免疫性因素、物理化学因素等均可引起心肌炎，最常见的病因为病毒感染。心肌炎以平时身体健康、无基础器质性疾病的青壮年多见，急性感染、过度劳累等容易诱发。

临床表现

心肌炎的症状会因病程不同而有所差异，从无自觉症状到出现严重的心源性休克、心力衰竭、严重心律失常甚至猝死。典型的前驱症状包括发热、全身倦怠、肌肉酸痛，或恶心、呕吐等消化道症状。急性发作症状可能包括中重度乏力、心悸、胸闷、气短、胸痛和头昏，严重者即使没有前驱症状或者不适感也可能突然晕厥甚至猝死。

食材宜忌

宜吃食物：西芹、枸杞、杏仁、燕麦、丹参等。

忌吃食物：肥肉、油炸食品、啤酒、咖啡等。

对症菜例

金银花莲心饮

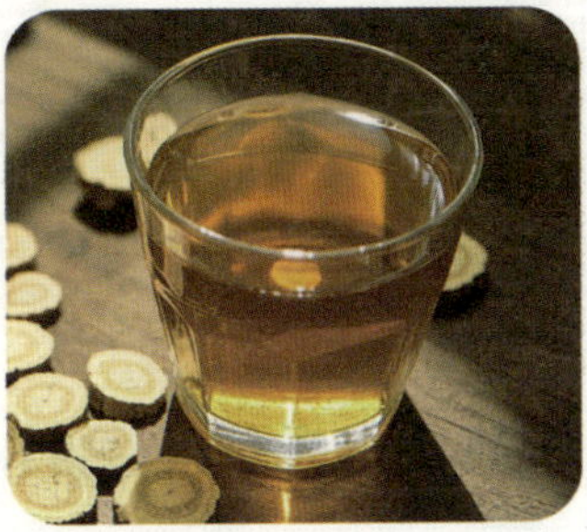

原料 金银花 10 克，山楂 10 克，莲子心 5 克，生甘草 3 克，蜂蜜适量。

做法 将金银花、山楂、莲子心、生甘草洗净，放入锅中，加适量清水，大火煮沸后滤出药汁，药渣留在锅中，加与之前等量的清水再煮一遍，滤出药汁，将两次所得药汁混在一起，稍凉后放入蜂蜜，搅拌均匀即可。

参枣桂枝粥

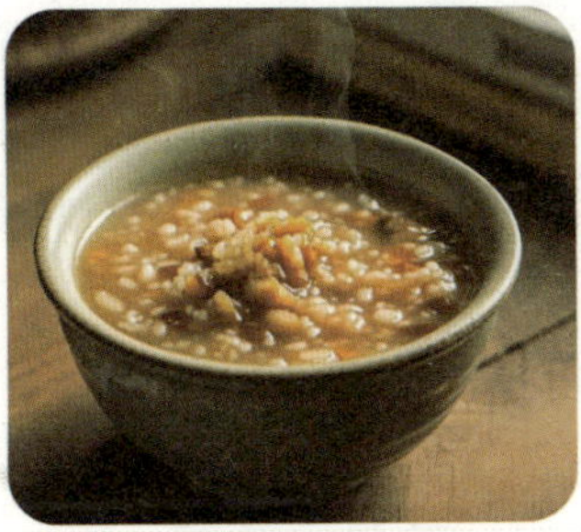

原料 党参 10 克，红枣 5 枚，桂枝 5 克，粳米 50 克，牛奶、红糖各适量。

做法 将党参、红枣、桂枝洗净，放入锅中，加水煎制，去渣取汁。将粳米放入药汁中，熬煮成粥，再加入牛奶、红糖，煮至沸腾即可。

花生酱拌西芹

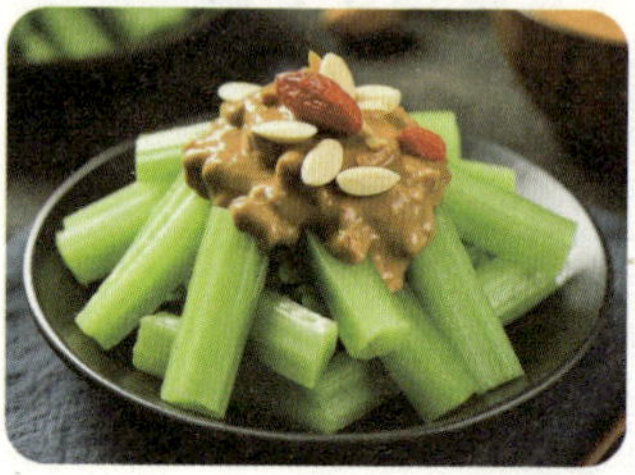

原料 西芹150克，枸杞5克，杏仁5克，花生酱10克，盐、糖、香油各适量。

做法 将西芹洗净切段，放入沸水中汆烫捞出，放入碗中，再加入枸杞、杏仁、盐、糖、香油，拌匀，最后淋上花生酱即可。

西洋参麦冬炖猪肉

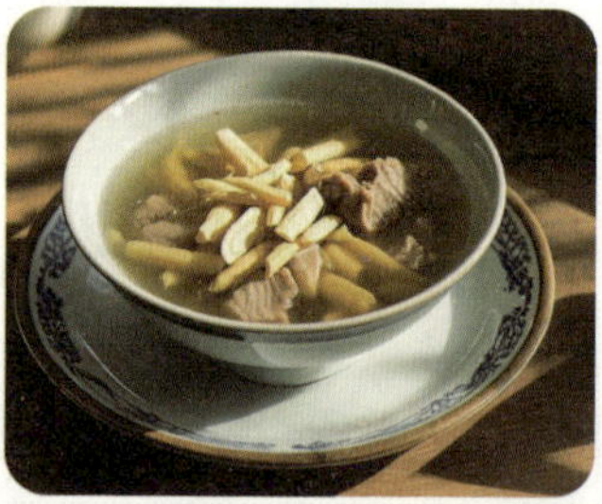

原料 西洋参5克，麦冬10克，猪里脊100克，盐适量。

做法 将猪里脊洗净，切块焯水，西洋参、麦冬洗净，一同放入锅中，加适量清水，大火煮沸，转小火炖煮1～2小时，加适量盐调味即可。

竹笋炒肉

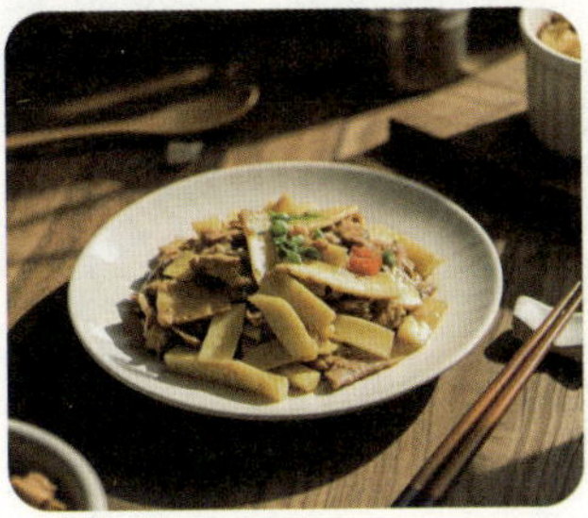

原料 竹笋 150 克，猪里脊 200 克，葱、油、盐各适量。

做法 将竹笋洗净切条，猪里脊洗净切片。起锅烧油，加入葱花爆香，放入猪里脊，炒至变色，再放入竹笋，炒至断生，加盐调味即可。

小提示 心肌炎开始的症状为喉咙痛、发热、倦怠，与上呼吸道感染类似，常被人忽略，当出现胸闷、胸痛、呼吸困难时，应立刻就医。心肌炎患者应该注意保暖，避免突然接触冷空气，加重心脏负担。

脑卒中

疾病阐述

脑卒中，俗称“中风”，是由于脑部血液供应中断或减少，导致脑组织缺血、缺氧而发生的急性脑血管疾病。它是全球范围内致残和致死的主要原因之一，分为缺血性脑卒中和出血性脑卒中两大类。寒冷季疾病发病率更高，且发病高峰通常出现在临近中午的时间段。脑卒中具有发病率、致残率、复发率和死亡率高的特性。其中，缺血性脑卒中占所有脑卒中的75%～90%，而出血性脑卒中占10%～25%。男性、肥胖者以及糖尿病患者属于高危人群。

临床表现

缺血性脑卒中：急性患者发病前可能会出现短暂性的肢体无力；也可能在没有症状的前提下突然发生脑梗死，然后出现一系列症状，如单侧肢体无力或麻木、单侧面部麻木或口角歪斜、言语不清、视物模糊、恶心呕吐等。

出血性脑卒中：症状突发，多在活动中起病，常表现为头痛、恶心、呕吐、不同程度的意识障碍及肢体瘫痪等。

食材宜忌

✔宜吃食物：牡蛎、洋葱、胡萝卜、糙米、天麻等。

✘忌吃食物：腌制肉、动物内脏、茴香等。

对症菜例

桂枝连地粥

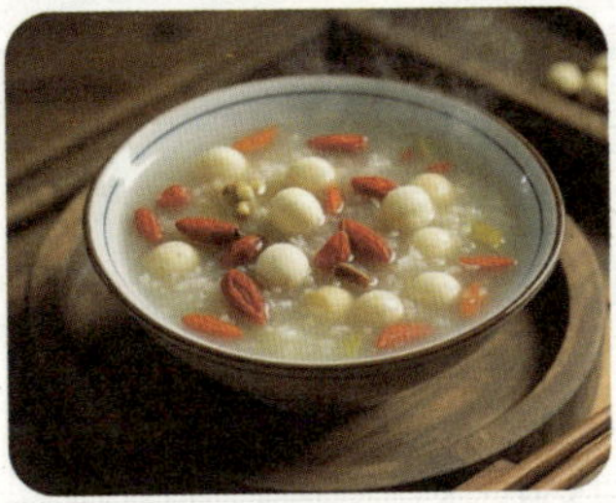

原料 桂枝 20 克，莲子 20 克，地龙 10 克，粳米 100 克，冰糖适量。

做法 将粳米淘洗干净，浸泡 30 分钟；桂枝洗净切段；莲子、地龙洗净备用。锅中放适量清水，加入粳米、桂枝、莲子、地龙，大火煮沸，转小火熬煮 30 分钟，加入冰糖，拌匀即可。

荆芥粥

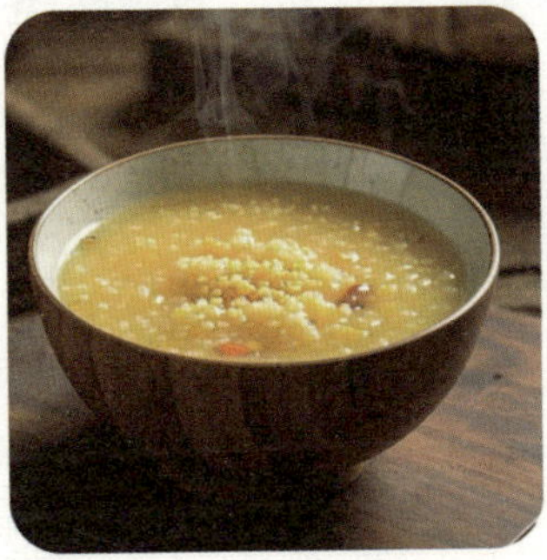

原料 荆芥 10 克，薄荷 5 克，淡豆豉 5 克，小米 50 克。

做法 将荆芥、薄荷、淡豆豉洗净，放入锅内，加适量清水煎制，去渣取汁，将小米加入药汁内熬煮成粥。

葛粉羹

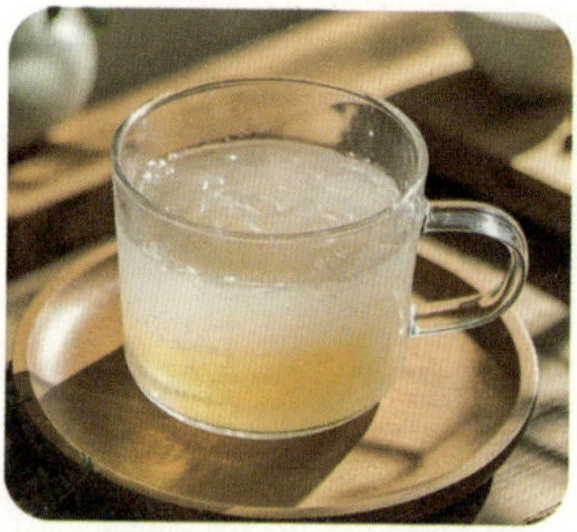

原料 葛粉 200 克，荆芥穗 30 克，淡豆豉 100 克。

做法 将葛粉捣碎，研磨成粉，荆芥穗、淡豆豉加水煎制，去渣取汁。将葛粉放入药汁中煮熟即可。

天麻鲍鱼汤

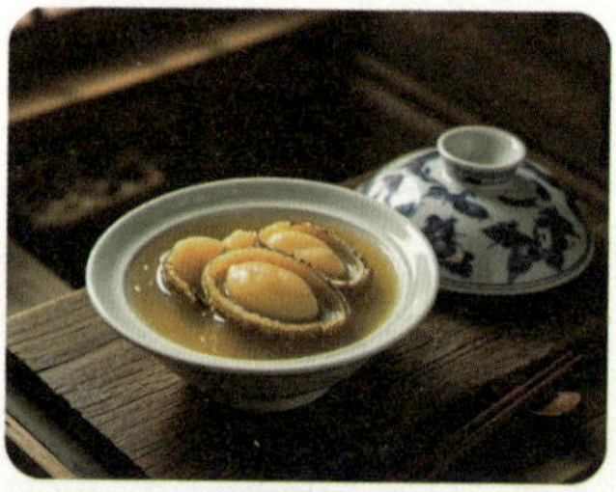

原料 天麻 20 克，枸杞 30 克，鲜鲍鱼肉 200 克，姜、盐各适量。

做法 将鲍鱼肉、天麻、枸杞洗净，放入锅内，加适量清水，大火煮沸，转小火炖煮 1 小时，加适量盐调味即可。

石风丹炖牛肉

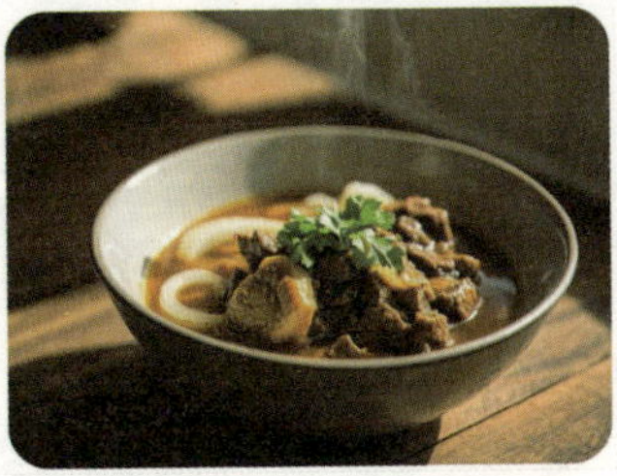

原料 石风丹10克，红活麻、红牛膝各10克，牛肉500克，洋葱、姜、胡椒粉、盐各适量。

做法 将石风丹、红活麻、红牛膝洗净细碎放入纱布袋中，扎紧袋口；牛肉洗净，切片。将牛肉和装有药材的纱布袋一起放入锅内，加入洋葱、姜及适量清水，大火煮沸，转小火炖至牛肉软烂，捞出纱布袋，锅中加入胡椒粉、盐调味即可。

小妙招 脑卒中患者可采用中医辅助康复疗法。

1. 针灸疗法

作用：刺激穴位，促进神经功能恢复。

常用穴位：合谷、曲池、足三里等。

2. 艾灸疗法

作用：温经通络，改善血液循环。

常用穴位：关元、气海、足三里等。

第五节　癌症

肺癌

疾病阐述

肺癌，又称原发性支气管肺癌，是气管、支气管黏膜或腺体起源的最常见肺部恶性肿瘤。按组织病理学特点划分，主要有非小细胞癌（包括腺癌和鳞癌）和小细胞癌。肺癌无传染性，但有明显的家族聚集性和遗传易感性。吸烟、职业暴露、空气污染等都是常见的病因。在全球范围内，肺癌的发病率和死亡率极高且呈上升趋势，男性中肺癌发病率和死亡率都位列恶性肿瘤的第一。

临床表现

肺癌的临床症状与肿瘤大小、类型、发展阶段、发生部位、有无并发症和转移密切相关。肺癌可无明显症状，当疾病发展到一定阶段后才出现症状。5%～15%的患者在常规体检、胸部影像学检查时发现，发现时并无明显症状。有症状的患者最常出现的症状有咳嗽、痰中带血或咯血、喘鸣、胸痛、声嘶、发热等。

食材宜忌

✔宜吃食物：薏苡仁、燕窝、海参、沙参、麦冬、玉竹等。

✘忌吃食物：烤鸭、炸鸡、辣椒、咖喱等。

对症菜例

白及玉竹燕窝羹

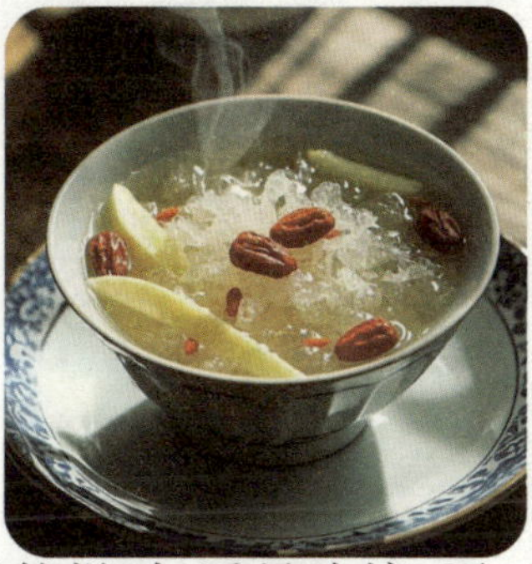

原料 白及、玉竹、燕窝各 5 克，冰糖适量。

做法 将玉竹和燕窝洗净泡发，白及洗净，一同放入锅中，加入适量清水，大火煮沸，转小火煮至食材软烂，加适量冰糖，再炖煮 5 分钟即可。

杏仁荸荠藕粉羹

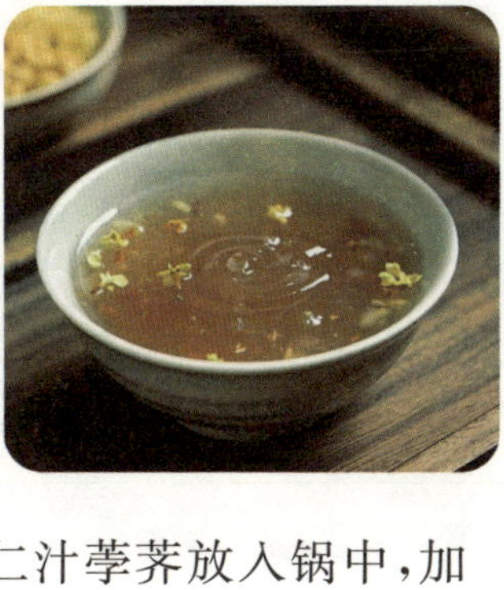

原料 苦杏仁 10 克，荸荠、藕粉各 50 克，冰糖、干桂花各适量。

做法 将苦杏仁用温水泡发，去皮，加水煎制，去渣取汁；荸荠去皮捣碎，藕粉用温水冲开。将苦杏仁汁荸荠放入锅中，加适量清水，煮沸后加入藕粉汁，再次煮沸后加入冰糖和干桂花，稍煮片刻即可。

虫草猪肺汤

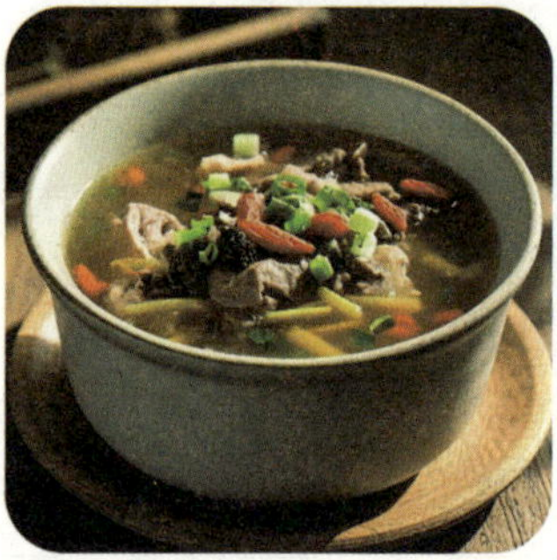

原料 虫草 2 克，猪肺 200 克，高汤、料酒、葱、姜、盐、糖、香油各适量。

做法 将猪肺洗净切块，与虫草、葱、姜一同放入锅中，加入适量高汤和清水，大火煮沸，转小火炖熟，加料酒、盐、糖，淋香油即可。

川贝炖甲鱼

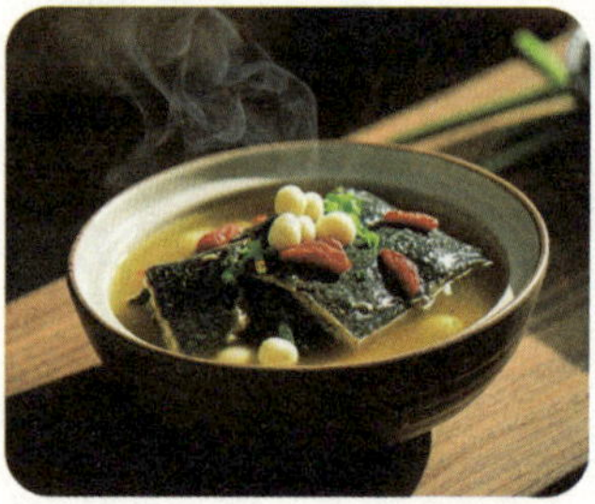

原料 川贝 5 克，甲鱼块 100 克，清汤、料酒、葱、姜、盐各适量。

做法 将甲鱼块洗净，放入锅中，加入川贝、清汤、料酒、葱、姜，小火慢炖，炖熟后加盐调味即可。

核桃银耳炖海参

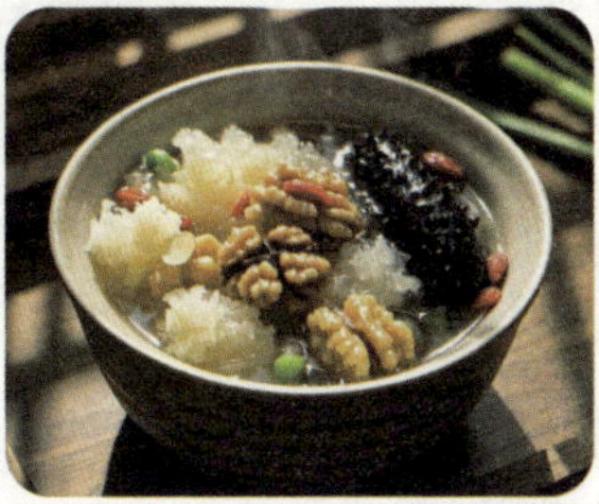

原料 核桃仁 20 克，银耳 10 克，猪里脊 100 克，海参 50 克，盐适量。

做法 将核桃仁用温水浸泡片刻；银耳用温水浸泡，撕成小朵；猪里脊洗净切丝；海参泡发后切丝。将以上原料放入锅内，小火炖煮 1 小时，加适量盐调味即可。

鱼腥草炖雪梨

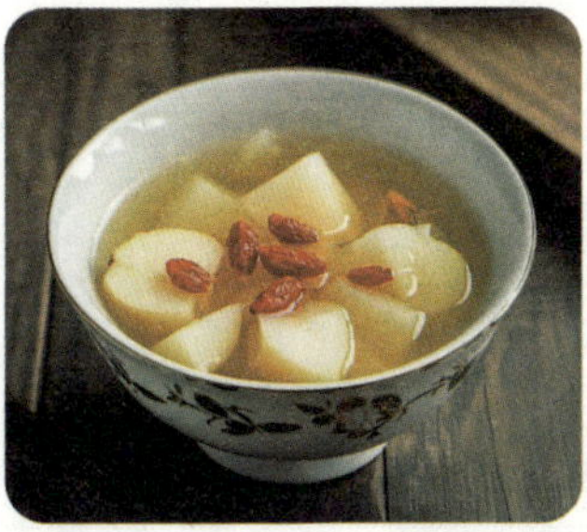

原料 梨 200 克，鱼腥草 30 克，冰糖适量。

做法 将梨洗净，去皮去核，切块备用。鱼腥草用 800 毫升清水浸透后，大火煮沸，转小火煎煮 30 分钟，去渣取汁。把梨放入药汁中，加入适量冰糖，小火煮至梨软烂即可。

海蜇皮凉拌萝卜

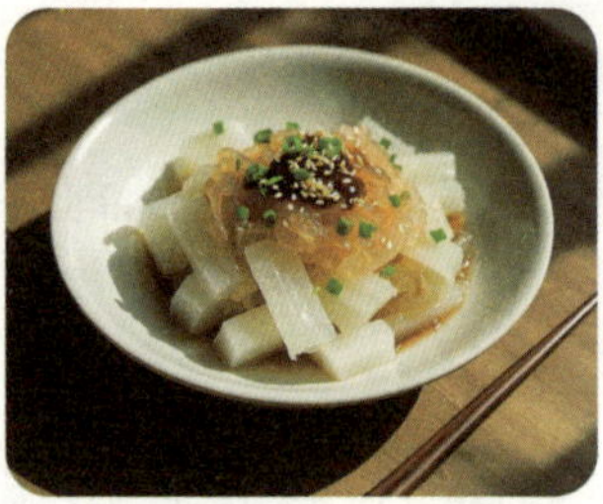

原料 海蜇皮 200 克，白萝卜 500 克，醋、酱油、香油、糖、盐各适量。

做法 将海蜇皮切成细丝，放入开水中焯约 3 分钟，捞出后放入凉水中泡 1 小时。白萝卜去皮，切成稍粗的条，加入盐，待萝卜腌蔫，轻轻挤出水分。将海蜇丝捞出，沥干水分，倒入适量醋搅拌，去掉腥味，将醋控净。将海蜇丝与萝卜条倒入盘内，加入酱油、香油、糖、盐拌匀即可。

小偏方 莲藕有修复肺部组织、清除有害物质的作用，摄取莲藕汁或者冲泡莲藕粉，有益肺部健康。百合与山药也有调养肺部的功效，可入菜，如百合炒山药、百合炒芦笋。

肝癌

疾病阐述

肝癌是一种发生在肝脏的恶性肿瘤，主要分为原发性肝癌和继发性肝癌两类。原发性肝癌起源于肝细胞或胆管细胞，最常见的是肝细胞癌，占大多数病例；继发性肝癌则是其他部位的癌细胞转移至肝脏所致。原发性肝癌的病因及确切分子机制尚不完全清楚，认为其发病是多因素、多步骤的复杂过程，受环境和饮食双重因素影响。继发性肝癌可通过不同途径，如随血液、淋巴液转移或直接浸润肝脏而形成疾病。

临床表现

早期肝癌常症状无特异性，中晚期肝癌的症状则较多，常见的临床表现有肝区疼痛、腹胀、食欲缺乏、乏力、消瘦，进行性肝大或上腹部包块等；部分患者有低热、黄疸、腹泻、上消化道出血；肝癌破裂后出现急腹症表现等。也有症状不明显或仅表现为转移灶的症状。

食材宜忌

✔宜吃食物：香菇、糙米、薏苡仁、柑橘、百合等。

✘忌吃食物：腌制食品、辣椒、肥肉、白酒等。

对症菜例

红枣百合炒豆苗

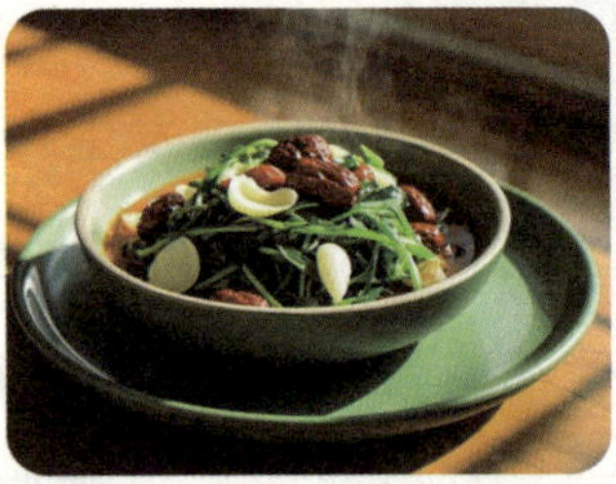

原料 百合、枸杞各30克，豆苗100克，红枣10枚，葱、蒜、油、盐各适量。

做法 将百合、枸杞、红枣洗净备用；豆苗洗净切块。起锅烧油，加入葱、蒜爆香，放入豆苗、盐，炒至豆苗变软，盛出备用。将洗净的百合、枸杞、红枣放入锅内，加适量清水，小火炖煮20分钟，捞出百合及红枣，放在豆苗上，最后淋上适量汤汁即可。

佛手猪肝汤

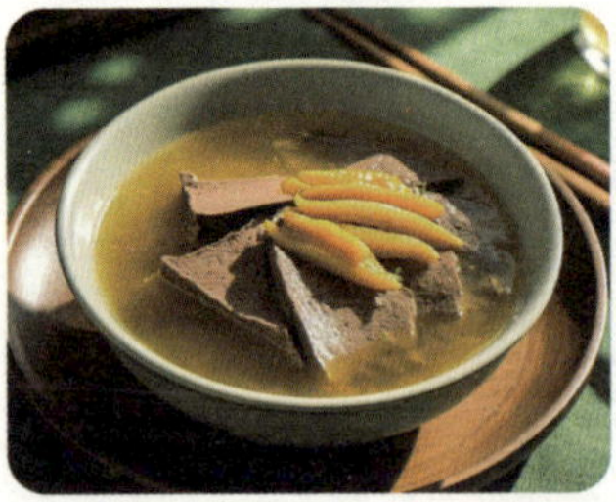

原料 佛手10克，猪肝150克，葱、姜、盐各适量。

做法 将猪肝洗净切片，加葱、姜、盐腌制。将佛手洗净，放入锅中，加适量清水，大火煮沸，转小火炖煮20分钟，放入腌制好的猪肝，煮熟即可。

半边莲柴胡饮

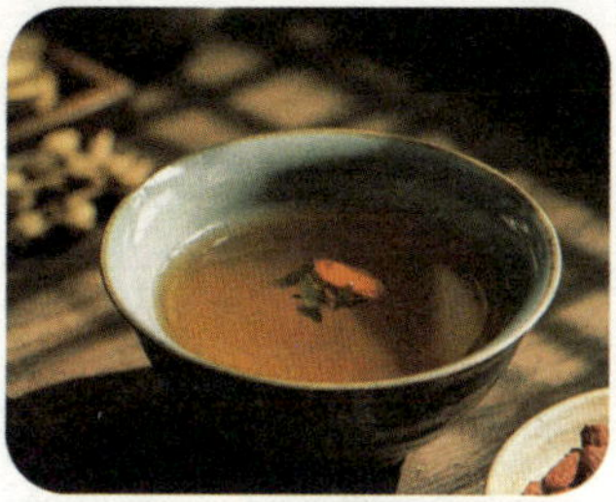

原料 半边莲 25 克，柴胡 3 克，冰糖适量。

做法 将半边莲洗净切段，柴胡洗净，一同放入锅中，加适量清水，大火煮沸，转小火炖煮 30 分钟，去渣取汁，加适量冰糖，搅拌至溶化即可。

四物汤蒸鸡肝

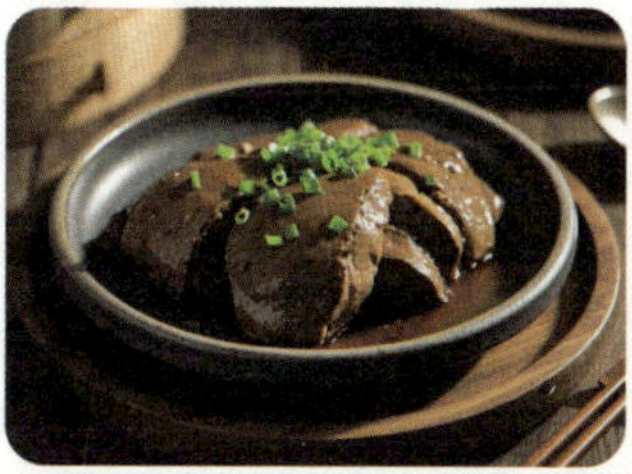

原料 熟地黄 15 克，当归 10 克，川芎 12 克，白芍 10 克，鸡肝 50 克，葱、姜、盐各适量。

做法 将熟地黄、当归、川芎、白芍洗净，烘干后研磨成粉；鸡肝洗净切片，加适量姜、盐腌制 10 分钟。将四味中药粉末拌入鸡肝，上锅蒸 10 分钟，撒上葱花，趁热空腹服食。

灵芝炖猪蹄

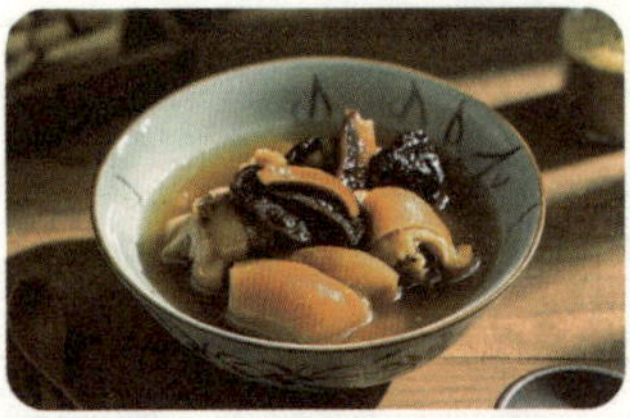

原料 灵芝片 20 克，猪蹄 500 克，料酒、葱、姜、盐各适量。

做法 将猪蹄刮毛，洗净切块，用料酒腌制 10 分钟。锅中放入适量清水，再放入灵芝片、猪蹄，大火煮沸，撇去浮沫，加入葱、姜，转小火炖至猪蹄软烂，加入适量盐调味即可。

茯苓香菇鸭

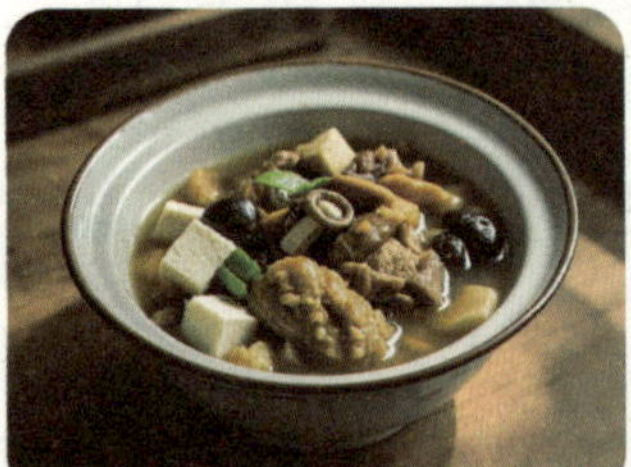

原料 茯苓 10 克，香菇 200 克，鸭肉 300 克，葱、姜、盐各适量。

做法 将香菇去蒂，洗净切片；鸭肉切段汆水。将茯苓、香菇、鸭肉一同放入锅中，加适量清水，大火煮沸，撇去浮沫，加入葱、姜、盐，转小火炖煮 1 小时即可。

芋头烧鸡翅

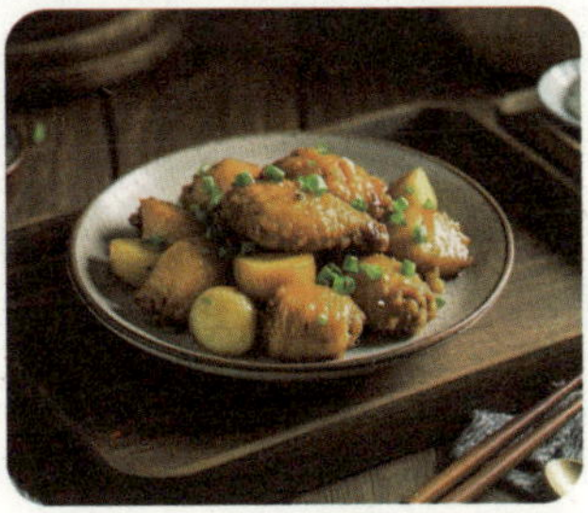

原料 芋头 50 克，鸡翅 300 克，葱、糖、酱油、料酒、油各适量。

做法 将芋头去皮洗净，鸡翅洗净沥水。起锅烧油，放入糖，炒出糖色，加入鸡翅翻炒，使之着色。将芋头、葱段放入锅内，加酱油、料酒、水，煮至芋头和鸡翅熟烂为止。

小妙招 中药调理：在中医师指导下，使用具有保肝作用的中药，如灵芝、枸杞、黄芪等。

针灸疗法：针灸可能有助于缓解疼痛和改善身体机能。

音乐疗法：听舒缓音乐有助于放松心情，缓解焦虑。

冥想或深呼吸：帮助减轻压力，改善睡眠质量。

胃癌

疾病阐述

胃癌是一种发生在胃黏膜上皮细胞的恶性肿瘤，是全球常见的癌症之一。胃癌可发生于胃的任何部位，其中半数以上发生于胃窦部，胃大弯、胃小弯及前后壁均可受累。长期食用熏烤、盐腌食品的人群中胃远端癌发病率高，与食品中亚硝酸盐、真菌毒素、多环芳烃化合物等致癌物或前致癌物含量高有关；吸烟者的胃癌发病危险较不吸烟者高50%。

临床表现

早期胃癌多数患者无明显症状，少数人有恶心、呕吐或是类似溃疡病的上消化道症状，难以引起足够的重视。随着肿瘤的生长，影响胃功能时才出现较为明显的症状，但均缺乏特异性。疼痛与体重减轻是进展期胃癌最常见的临床症状。晚期胃癌患者常可出现贫血、消瘦、营养不良甚至恶病质等表现。

食材宜忌

宜吃食物：佛手、蘑菇、西洋参、乌鸡、核桃等。

忌吃食物：酸菜、蚕豆、花生、酸萝卜等。

对症菜例

合欢佛手猪肚汤

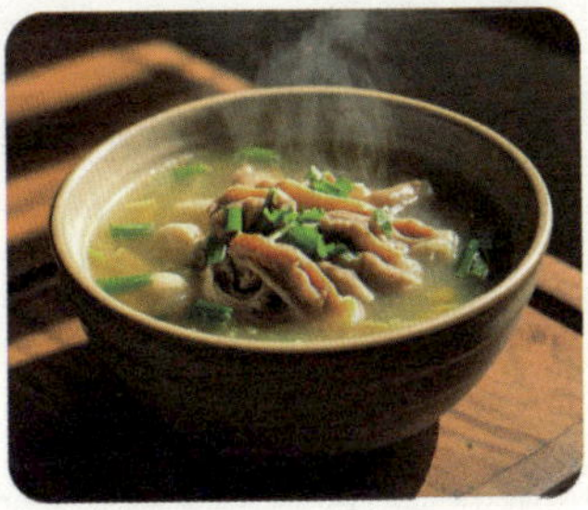

原料 合欢花 10 克，佛手片 10 克，猪肚 150 克，姜、蒜、盐各适量。

做法 将合欢花、佛手片洗净，放入锅中，加适量清水煎煮 20 分钟，去渣取汁。将猪肚洗净切条，加姜、蒜、盐腌制 10 分钟。将药汁煮沸，放入腌制后的猪肚，炖煮 1～2 小时即可。

丝瓜粥

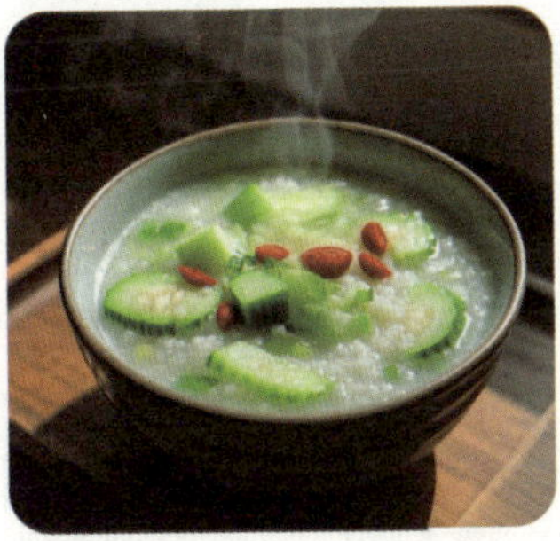

原料 丝瓜 200 克，粳米 50 克，冰糖适量。

做法 将丝瓜去皮去瓤，切块备用。将粳米淘洗后放入锅中，加丝瓜块和适量清水，大火煮沸，转小火煮至粳米软烂，加适量冰糖调味即可。

淮山蒸排骨

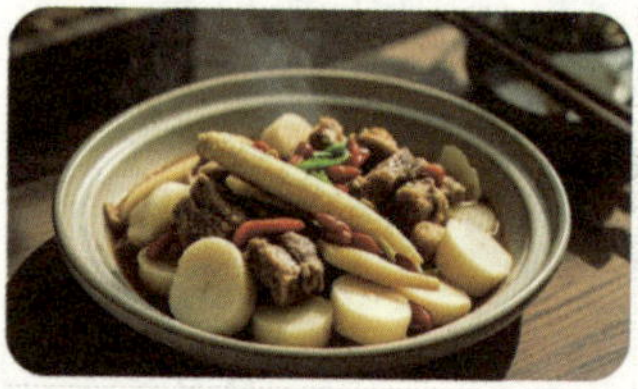

原料 猪排骨 250 克，人参 3 克，当归、党参、枸杞、淮山药各 20 克，料酒、酱油、葱、姜、盐、白糖、五香粉各适量。

做法 猪排骨洗净切块，用料酒、酱油、盐腌 10 分钟，加入葱、姜、白糖、五香粉拌匀。盘内放淮山药垫底，上面摆放猪排骨、人参、当归、党参、枸杞，上笼蒸熟即可。

竹沥牛奶饮

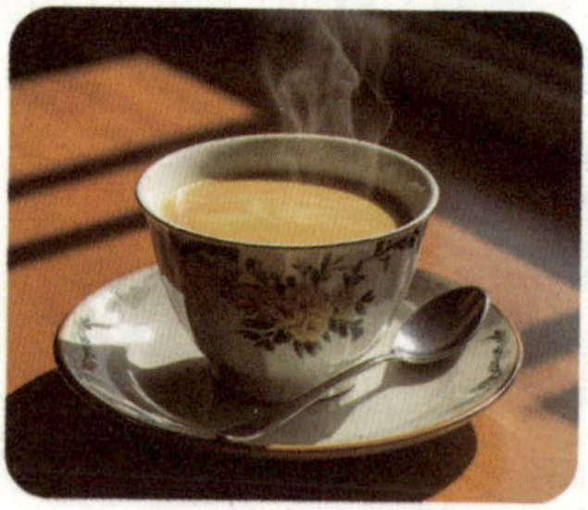

原料 竹沥 50 毫升，鲜牛奶 200 毫升，姜、蜂蜜各适量。

做法 将姜洗净，榨汁备用。牛奶煮沸，加入竹沥、生姜汁、蜂蜜即可。

白术饼

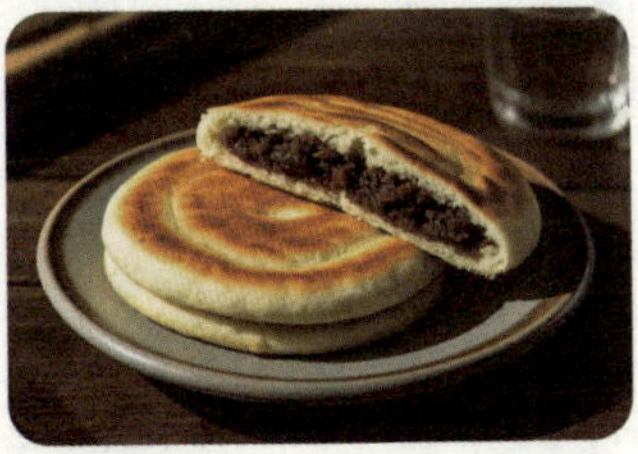

原料 白术 200 克，红枣 200 克，面粉 500 克。

做法 将白术洗净焙熟，研磨成末；红枣煮熟去核、切碎。在面粉中加入白术末、适量清水，揉成面团。将面团分成若干小团，里面包上红枣碎，做成小饼，用小火烙熟即可。

小妙招 按摩穴位：如足三里（膝盖下 3 寸）、中脘（肚脐上方 4 寸），有助于调理脾胃。

艾灸：艾灸中脘、神阙等穴位，适合胃寒的人。

中药调理：在中医师指导下，使用健脾养胃的中药，如白术、茯苓、陈皮等。

乳腺癌

疾病阐述

乳腺癌是发生在乳腺组织中的恶性肿瘤，是女性最常见的癌症之一，男性也可能患病，但较为罕见。乳腺是多种内分泌激素的靶器官，其中雌酮及雌二醇与乳腺癌的发病有直接关系。月经初潮年龄早、绝经年龄晚、不孕及初次生育年龄晚、哺乳时间短、停经后进行雌激素替代疗法等，均可增加或延长体内雌激素的暴露，与乳腺癌发病密切相关。

临床表现

早期乳腺癌症状多不明显，表现为乳房肿块、乳头溢液、腋窝淋巴结肿大等地方病症，部分患者可有食欲不振、消瘦、乏力等全身病症；晚期可因癌细胞发生远处转移，出现全身多器官病变，直接威胁生命。乳腺癌无传染性。

食材宜忌

✔宜吃食物：薏苡仁、黑芝麻、无花果、甲鱼等。

✘忌吃食物：碳酸饮料、榨菜、酱菜、培根等。

对症菜例

豌豆炖猪尾

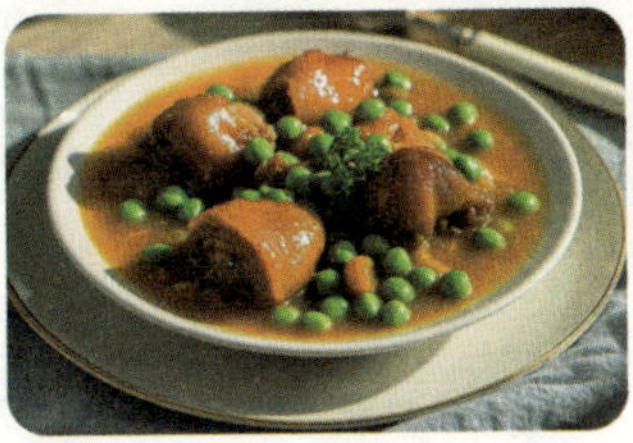

原料 王不留行、木香各10克，猪尾300克，豌豆150克，姜、盐各适量。

做法 将猪尾洗净切段，焯水备用；豌豆洗净；王不留行、木香洗净，装入纱布袋，袋口扎紧。将猪尾、豌豆、药袋、姜放入锅中，加适量清水，大火煮沸，转小火炖至猪蹄软烂，捞出药袋，在锅中加盐调味即可。

淮杞西洋参炖海参

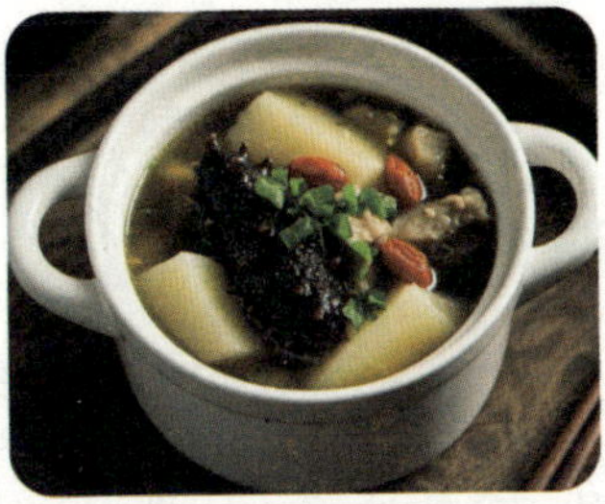

原料 水发海参90克，西洋参10克，猪排骨200克，淮山药60克，枸杞10克，盐适量。

做法 将海参洗净，猪排骨洗净切块，淮山药洗净切块，一同放入锅中，加适量清水，大火煮沸，转小火炖煮1小时，放入西洋参、枸杞、盐，炖煮20分钟即可。

桃仁二花粥

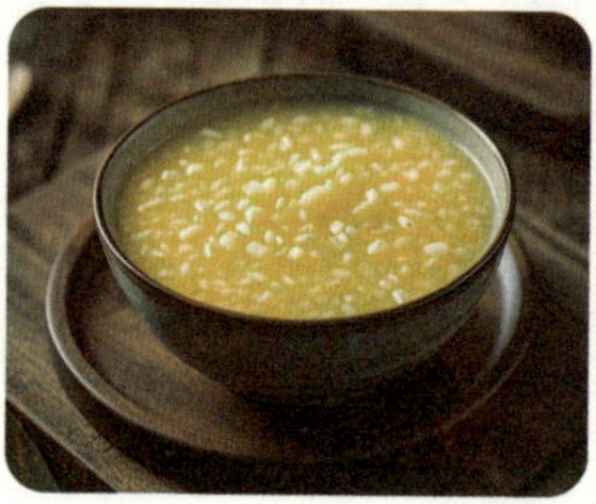

原料 桃仁 10 克，红花 5 克，金银花 15 克，半枝莲 30 克，粳米 150 克，冰糖适量。

做法 将桃仁、红花、金银花、半枝莲洗净，放入锅中，加适量清水，煎煮 30 分钟，去渣取汁。粳米淘洗后放入锅中，加适量清水，大火煮沸，转小火煮制成粥，倒入药汁，加适量冰糖，再熬煮片刻即可。

地锦草豆腐汤

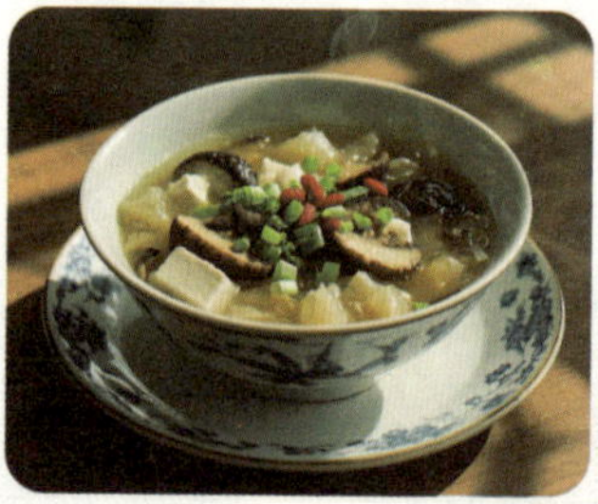

原料 豆腐 200 克，地锦草 15 克，蘑菇 150 克，银耳 50 克，麻油、葱、姜、盐、胡椒粉各适量。

做法 将豆腐切块；蘑菇洗净切片；银耳洗净，用温水浸泡，撕成小片。锅内加适量水烧开，放入蘑菇、银耳煮制 15 分钟，捞出备用。另起锅，加入清水，大火煮沸后加地锦草、蘑菇、银耳、豆腐、麻油、盐、胡椒粉煮制片刻，出锅前撒入葱花即可。

海带忍冬牛肉煲

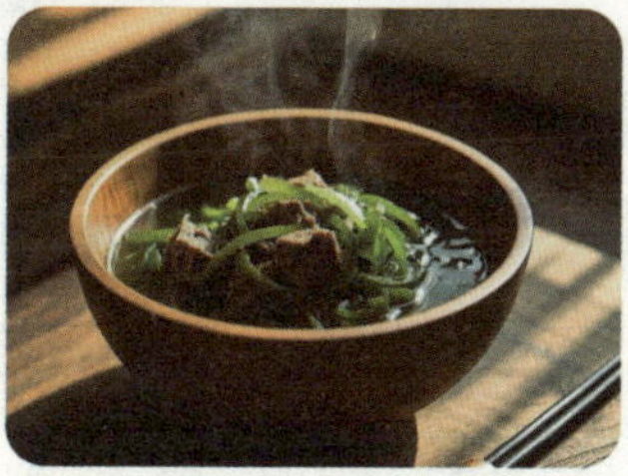

原料 海带 50 克，忍冬藤 20 克，土茯苓 20 克，牛肉 200 克，料酒、葱、姜、盐、胡椒粉各适量。

做法 将牛肉洗净切块；海带洗净切丝；忍冬藤、土茯苓装入纱布袋，扎紧袋口。将所有原料一并放入锅中，加适量清水、葱、姜、料酒，大火煮沸，撇去浮沫，加适量盐、胡椒粉，转小火炖煮 1～2 小时即可。

小妙招 按摩穴位：如膻中穴（两乳之间）、乳根穴（乳房下缘），有助于促进乳腺血液循环。

食疗养乳腺：如红枣、枸杞、玫瑰花茶等，适合调理气血。

避免久坐：长时间久坐会增加乳腺癌风险，建议每小时起身活动。

每月自查：在月经结束后一周进行，检查乳房是否有肿块、皮肤变化或乳头溢液。

食管癌

疾病阐述

食管癌是一种发生在食管内壁的恶性肿瘤，主要分为两种类型：鳞状细胞癌和腺癌。食管癌的人群分布与年龄、性别、职业、种族、地域、生活环境、饮食生活习惯、遗传易感性等有一定关系。据已有调查资料显示，食管癌可能是多种因素所致的疾病。

已提出的病因如下：化学病因，生物性病因，缺乏某些微量元素，缺乏维生素，烟、酒、热食、热饮、口腔不洁等因素，遗传易感因素。

临床表现

早期症状常不明显，但在吞咽粗硬食物时可能有不同程度的不适感觉，包括咽下食物哽噎感，胸骨后烧灼样、针刺样或牵拉摩擦样疼痛。食物通过缓慢，并有停滞感或异物感。哽噎停滞感常通过吞咽水后缓解消失。症状时轻时重，进展缓慢。若有肝、脑等脏器转移，可出现黄疸、腹腔积液、昏迷等状态。

食材宜忌

✔宜吃食物：白萝卜、冬瓜、鸡蛋、豆制品、陈皮等。

✘忌吃食物：烟熏食品、酸菜、啤酒等。

对症菜例

陈皮半夏薏苡仁粥

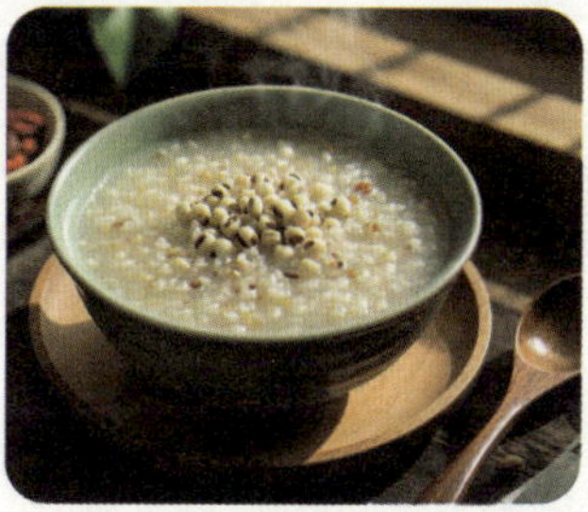

原料 陈皮 5 克，法半夏 10 克，薏苡仁 50 克，粳米 100 克，冰糖适量。

做法 将陈皮、法半夏洗净，装入纱布袋，扎紧袋口；薏苡仁洗净，浸泡 3 小时；粳米洗净，浸泡 1 小时。将药袋、薏苡仁、粳米一同入锅，加适量清水，小火熬煮成粥，取出药袋，加适量冰糖调味即可。

豆根桃仁糖

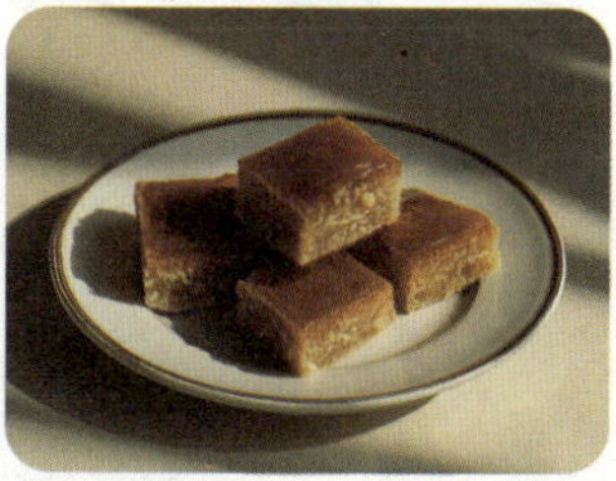

原料 北豆根 60 克，桃仁 50 克，山楂 30 克，红糖 250 克，姜汁、丁香粉适量。

做法 将北豆根、桃仁、山楂洗净，加适量清水煎制，去渣取汁，加入红糖，小火熬至浓稠，加入姜汁、丁香粉搅拌均匀，再熬至拉丝且不粘手时关火。将熬好的糖倒在盘中，放凉切块后含服即可。

阿胶炖肉

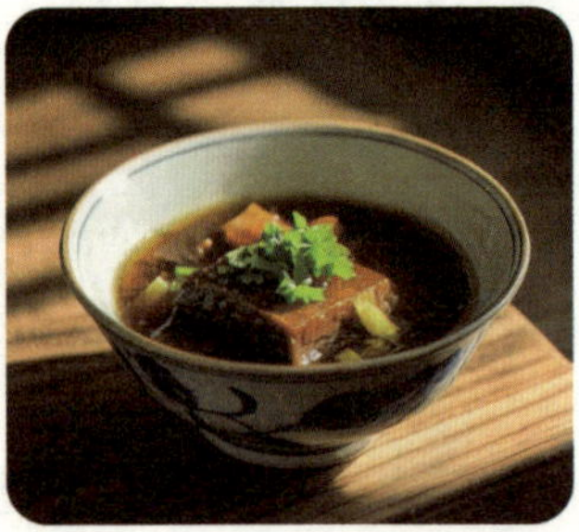

原料 阿胶 5 克，猪里脊 100 克，盐适量。

做法 将猪肉洗净切块，放入锅中，加适量清水，大火煮沸，转小火炖至肉烂，加入阿胶炖化，加适量盐调味即可。

小妙招 1. 避免抽烟、喝酒，日常注意饮水安全，有助于预防食管癌。

2. 养成健康合理的饮食习惯，避免暴饮暴食，避免摄入过硬、粗糙、过烫、霉变、含亚硝酸盐的食物。

3. 积极治疗能引起食管癌的原发疾病，如胃食管反流、巴雷特食管等。

第三章

常见食物的食疗作用

第一节　蔬菜类

荠菜

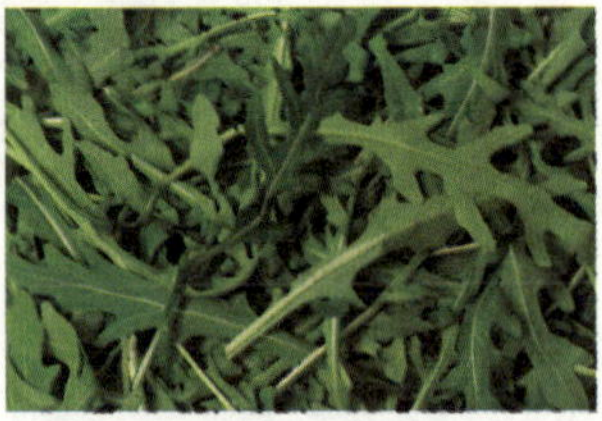

性味 性微凉，味甘平。

功效 清热利水，调脾止泄，利肝明目，凉血止血。

主治 肾炎水肿、泄泻、痢疾、目赤肿痛、视物昏花、眼底出血、内伤吐血、便血、尿血、产后子宫出血、消化道溃疡出血。

菜例 荠菜猪肝汤，荠菜红枣花椒饮，荠菜豆腐羹。

相关配伍

1. 治内伤吐血：荠菜一两，蜜枣一两。水煎服。（《湖南药物志》）

2. 治崩漏及月经过多：荠菜一两，龙芽草一两。水煎服。（《广西中草药》）

芹菜

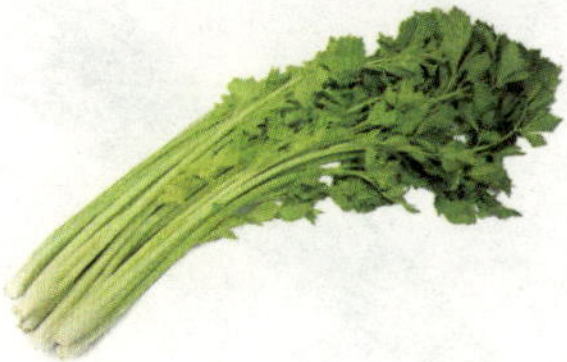

性味 性凉，味甘、微苦。

功效 平肝凉血，清热利湿，润肺止咳，健胃调经。

主治 肝阳眩晕、风热头痛、咳嗽、黄疸、小便淋痛、尿血、疮疡肿毒、高血压、冠心病等。

菜例 芹菜连根粥，芹菜益母汤，芹菜拌梨片。

相关配伍

1. 治早期原发性高血压：鲜芹菜四两，马兜铃三钱，大蓟、小蓟各五钱。制成流浸膏，每次10毫升，每日服三次。（《陕西草药》）

2. 治痈肿：鲜芹菜一至二两，散血草、红泽兰、铧头草各适量。共捣烂，敷痈肿处。（《陕西草药》）

韭菜

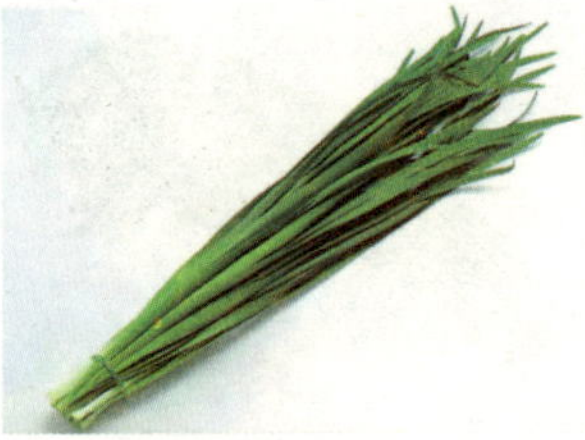

性味 性温，味辛甘。

功效 理气降逆，散血解毒，温肾壮阳，止血。

主治 噎膈反胃、呕吐、消渴、痔漏脱肛、腰膝酸冷、白浊带下、阳痿遗精、早泄、痛经、鼻衄、吐血、尿血。

菜例 韭菜胡桃烩，韭菜炒鸡蛋，韭菜糯米羹。

本草考证

韭作为药物最早出现于《名医别录·韭》。韭的生物学特性描述首次出现在北魏时期《齐民要术》中，其"根性上跳……韭性内生，不向外长……韭者懒人菜，以其不须岁种也"等特点和百合科植物韭相似，宋代《本草图经》中韭和山韭已经分为两个物种。

苋菜

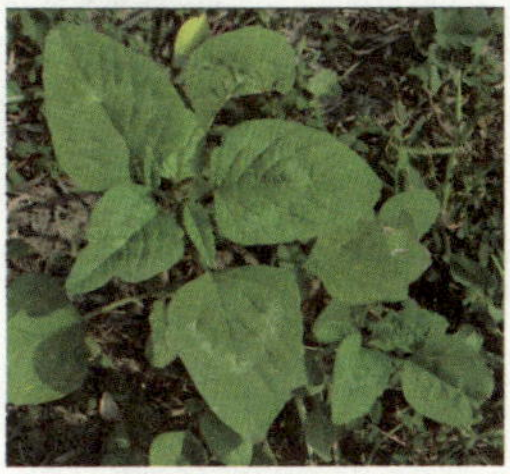

性味 性凉，味甘、微苦。

功效 清热明目，解毒止痢，收敛止泻。

主治 头昏耳鸣、目赤肿痛、赤白痢疾、蛇虫螫伤、漆疮、小腿溃疡。

菜例 鸡蛋苋菜汤、蒜泥苋菜，苋菜根煲猪骨。

古籍记载

《本草正义》：马齿苋，最善解痈肿热毒，亦可作敷药……苏恭亦谓饮汁治反胃，金疮流血，诸淋，破血癖症瘕，则不独治痈肿，兼能消痞。苏颂谓治女人赤白带下，则此症多由湿热凝滞，寒滑以利导之，而湿热可泄，又兼能入血破瘀，故亦治赤带。

洋葱

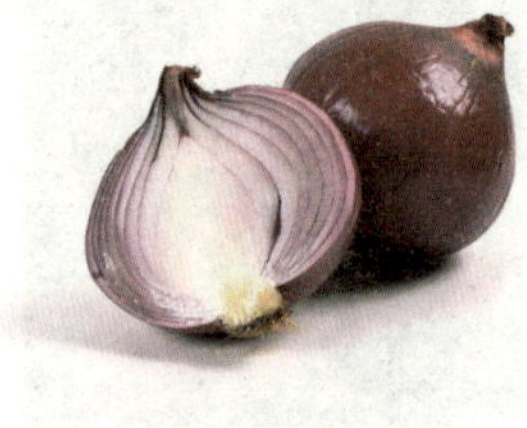

性味 性平，味甘辛。

功效 清热化痰，解毒杀虫，和胃下气，降脂降糖。

主治 胸闷脘痞、咳嗽痰多、白喉、小便不利、肠炎、滴虫性阴道炎、皮肤溃疡、消化性溃疡、糖尿病、高脂血症、烫伤、失眠。

菜例 蒸洋葱汤，洋葱炒生蚝，洋葱粥。

相关配伍

治滴虫性阴道炎：鲜洋葱、鲜芹菜各等分。捣烂取汁，加醋适量，临睡前用带绒棉球蘸药汁塞阴道，次晨取出，连续用 1 个星期。（《福建药物志》）

西红柿

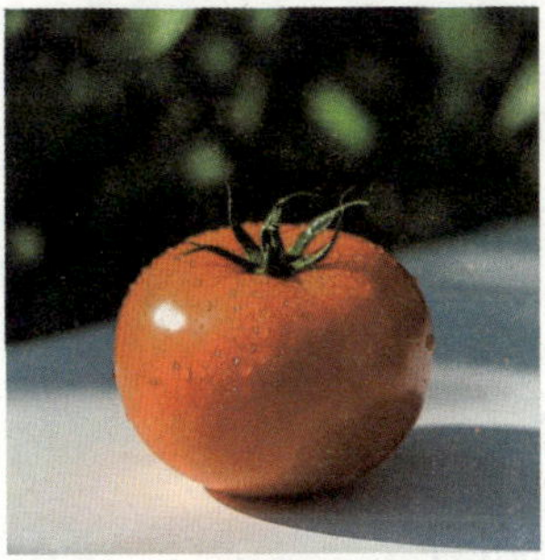

性味 性微寒，味甘酸。

功效 健脾开胃，生津止渴，补血润燥，凉血平肝。

主治 食欲不振、中暑、口疮、牙龈出血、眼底出血、高血压。

菜例 西红柿山药粥，西红柿茎枝叶汤，西红柿香菊汤。

古籍记载

1.《群芳谱》：番柿，一名六月柿，茎如蒿，高四五尺，叶如艾，花似榴，一枝结五实或三四实，一数二三十实。缚做架，最堪观。来自西番，故名。

2.《陆川本草》：生津止渴，健胃消食。治口渴，食欲不振。

胡萝卜

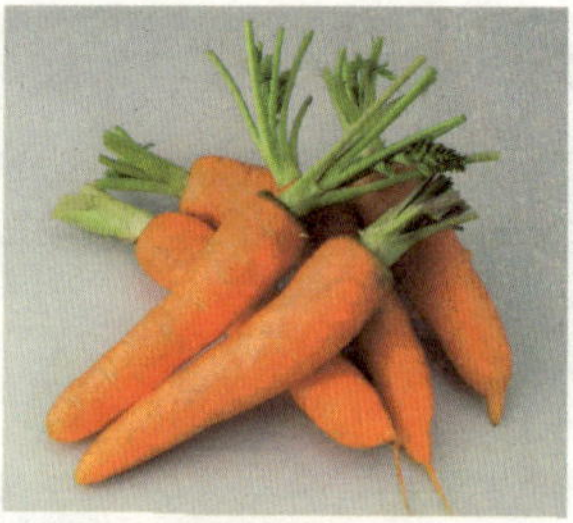

性味 性平，味甘。

功效 清热解毒，健脾化湿，理肠明目。

主治 高热毒炽、胸膈满闷、百日咳、消化不良、久痢、夜盲、角膜干燥、糖尿病、牛皮癣、头皮发痒、高血压、急性肾炎。

菜例 马蹄炖胡萝卜，胡萝卜淮山药鸡内金汤，胡萝卜西芹汁。

古籍记载

1.《本草求真》：胡萝卜，因味辛则散，味甘则和，质重则降。故能宽中下气，而使肠胃之邪，与之俱去也。但书又言补中健食，非是中虚得此则补，中虚不食得此则健，实因邪去而中受其补益之谓耳。

2.《医林纂要》：胡萝卜，甘补辛润，故壮阳暖下，功用似蛇床子。

白萝卜

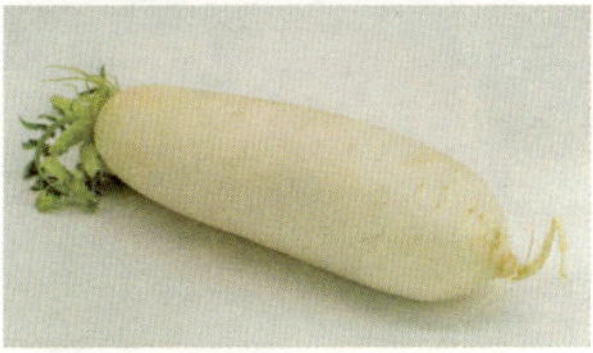

性味 性凉,味辛甘。

功效 宽中下气,消食化痰,定喘。

主治 食积不消、脘腹胀痛、咳嗽痰多、肺痨咯血、呕吐反酸、大小便不通畅、酒精中毒 。

菜例 白萝卜梨汤,白萝卜煲羊肉,双耳萝卜鸭。

古籍记载

1.《随息居饮食谱》:“治咳嗽失音、咽喉诸病,解煤毒、茄毒。熟者下气和中,补脾运食,生津液,御风寒,止带浊,泽胎养血。”

2.《本草纲目》:“主吞酸,化积滞,解酒毒,散瘀血,甚效。”

莲藕

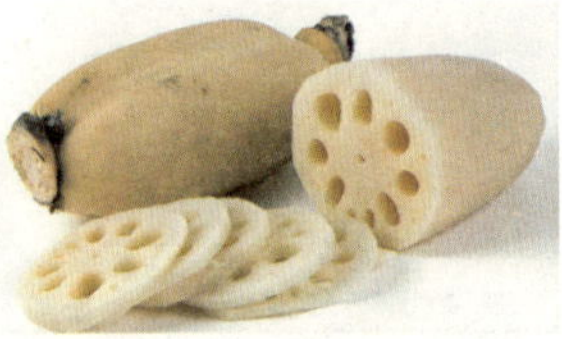

性味 性寒，味甘。

功效 生用清热生津，凉血散瘀；熟食健脾开胃，补血止泻。

主治 热病烦渴、吐血、血淋、肺胃阴虚干咳、食欲不振、久痢久泻。

菜例 莲藕排骨汤，芡实莲藕汤，莲藕山楂糕。

相关配伍

1. 治上焦痰热：藕汁、梨汁各半盏，和服。(《简便单方》)

2. 治坠马积血心腹，唾血无数：用干荷花并干藕为末，酒调，方寸匕，日三服。(《卫生易简方》)

茄子

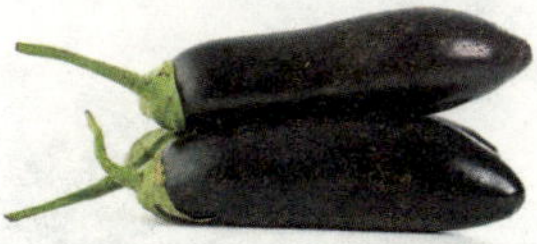

性味 性寒，味甘。

功效 清热除湿，散血消肿，收敛止血，解毒。

主治 风热块疹、外痔脱肛、疝气、热毒疮痈、皮肤溃疡、冻疮、小儿口疮、龋齿痛、乳头干裂、乳腺炎。

菜例 茄子拌芹菜，清味茄子，百合煲茄子。

相关配伍

1. 治蜈蚣咬、蜂螫：生茄子切开，擦搽患处。或加白糖适量，一并捣烂涂敷。（《食物中药与便方》）

2. 治热疮：生茄子一枚，割去二分，令口小，去瓤三分，似一罐子，将合于肿上角。如已出脓，再用，取瘥为主。（《圣济总录》茄子角方）

山药

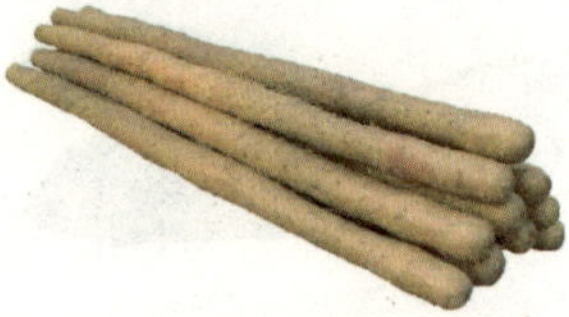

性味 性温，味甘平。

功效 健脾止泄，补肺益气，固肾益精，敛虚汗，除消渴。

主治 脾虚食少、久泻不止、肺虚喘咳、肾虚遗精、带下、尿频、虚热消渴。

菜例 山药羊肉汤，红枣山药八珍糕，山药扁豆莲子粥。

相关配伍

1. 治痰气喘急：山药捣烂半碗，入甘蔗汁半碗，和匀，顿热饮之。(《简便单方》)

2. 治肿毒：山药，蓖麻子，糯米为一处，水浸研为泥，敷肿处。(《普济方》)

3. 治冻疮：山药少许，于新瓦上磨为泥，涂疮口上。(《儒门事亲》)

茭白

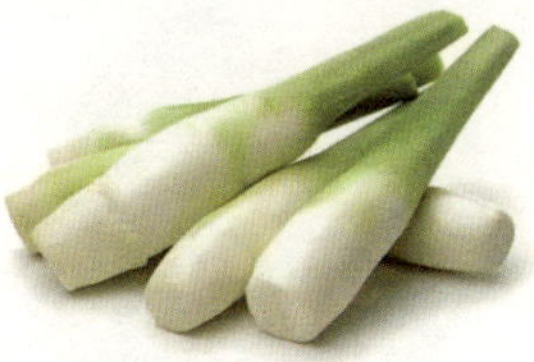

性味 性寒，味甘。

功效 清热除烦，利尿止渴，解毒催乳。

主治 烦热、目赤、黄疸、痢疾、小儿风疹、白癞、疮疡、产后乳汁不下。

菜例 茭白瓜菇鲫鱼汤，茭白通草猪蹄汤，茭白炖豆腐。

相关配伍

1. 催乳：茭白五钱至一两，通草三钱。猪脚煮食。（《湖南药物志》）

2. 治小儿风疮久不瘥：烧菰蒋节，末以敷上。（《子母秘录》）

冬瓜

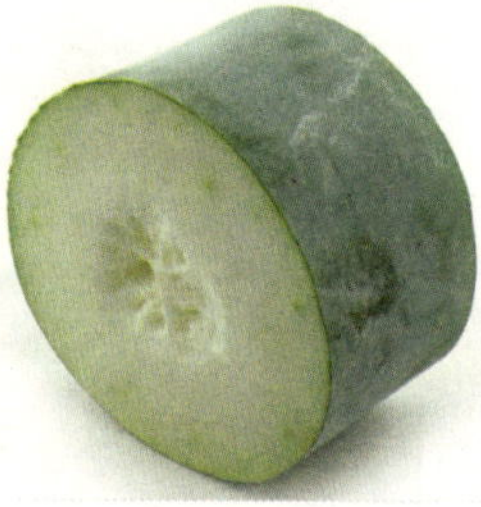

性味 性微寒,味甘淡。

功效 清热解毒,生津止渴,利尿消肿,解鱼蟹毒。

主治 热病烦渴、哮喘、水肿腹胀、小便不利、消渴、痔疮、鱼蟹中毒。

菜例 冬瓜薏苡仁排骨汤,荷叶百合冬瓜汤,四神冬瓜汤。

相关配伍

1. 治消渴:冬瓜一个,削去皮,埋在湿地中,一月将出,破开,取清汁饮之。(《圣济总录》)

2. 治夏月生痱子:冬瓜切片,捣烂涂之。(《千金方》)

3. 治伤寒后痢,日久津液枯竭,四肢浮肿,口干:冬瓜一枚,黄土泥厚裹五寸,煨令烂熟,去土绞汁服之。(《古今录验方》)

木耳

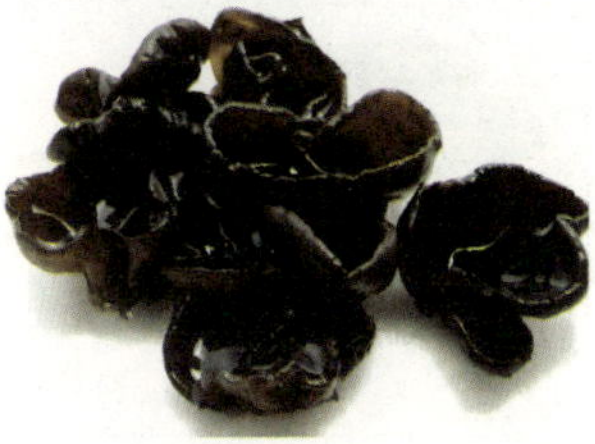

性味 性平，味甘。

功效 滋阴润肺，养胃润肠，和血止血，滋补强壮。

主治 虚劳、肺虚咳嗽、泄泻、血痢、肠风下血、闭经血淋、产后抽筋、崩漏、痔疮便秘、糖尿病、动脉硬化、跌打损伤。

菜例 木耳豆腐汤，山药木耳粥，木耳猪肝汤。

相关配伍

老年生疮久不封口：将木耳用瓦焙焦，研末，过筛。取木耳粉两份，白糖一份，加水调成膏，摊在纱布上，敷于患处，早晚各换1次。

丝瓜

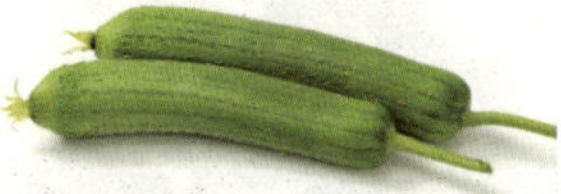

性味 性凉，味甘。

功效 清热化痰，润肺止咳，生津止渴，凉血解毒。

主治 热病烦渴、咳嗽痰喘、便血尿血、崩漏带下、疮疡肿毒、乳汁不通、小便不利、水肿。

菜例 丝瓜根炖鸡，丝瓜花蜜饮，丝瓜络煎汤。

相关配伍

1.治手足冻疮：老丝瓜烧存性，和腊猪脂涂之。(《纲目》引《海上方》)

2.发疮疹：丝瓜连皮烧炭存性，百沸汤调下。(《直指小儿方》丝瓜汤)

3.治大小二便热结不通：用老丝瓜一个，甘草二钱，木通三钱。煎汤，频频饮之。(《方脉正宗》)

蘑菇

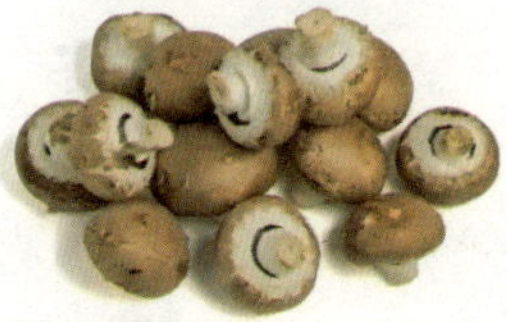

性味 性凉，味甘。

功效 补益肠胃，疏肝理气，透疹抗癌。

主治 脾虚痰多、咳嗽气逆、麻疹透发不畅、传染性肝炎、糖尿病、神倦欲眠。

菜例 菌菇乌鸡汤，菌菇猪肚汤，浓汤杂菌煲。

古籍记载

1.《品汇精要》："初采得与米饭同炒，如饭黑者有毒。中蘑菇毒，以生绿豆和水研浓汁饮之遂解。"

2.《本草纲目》："蘑菰出山东、淮北诸处。埋桑、楮诸木于土中，浇以米泔，待菰生采之。长二三寸，本小末大，白色柔软，其中空虚，状如未开玉簪花。俗名鸡腿蘑菰，谓其味如鸡也。一种状如羊肝，有蜂窠眼者，名羊肚菜。"

第二节　水果类

香蕉

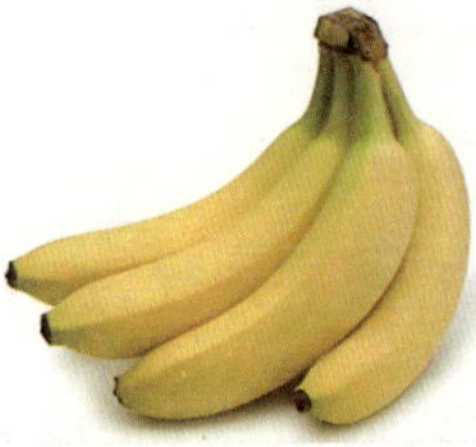

性味　性寒，味甘。

功效　清热解毒，润肠通便，润肺止咳，益气生津，降血压，滋补营养。

主治　热病烦渴、便秘、痔疮出血、高血压、咳嗽、醉酒不适。

菜例　香蕉冰糖泥，香蕉百合银耳粥，茯苓香蕉粥。

本草考证

中国古代典籍常常将香蕉、芭蕉和甘蕉混用。关于香蕉食用的详细记载可见于《齐民要术》第十卷，《广志》曰："剥其上皮，色黄白，味似蒲萄，甜而脆，亦饱人。"可以看出，中国古代是有食用蕉的，但食用口感似乎与我们平常吃的香蕉相去甚远，并且是有种子的。

龙眼肉

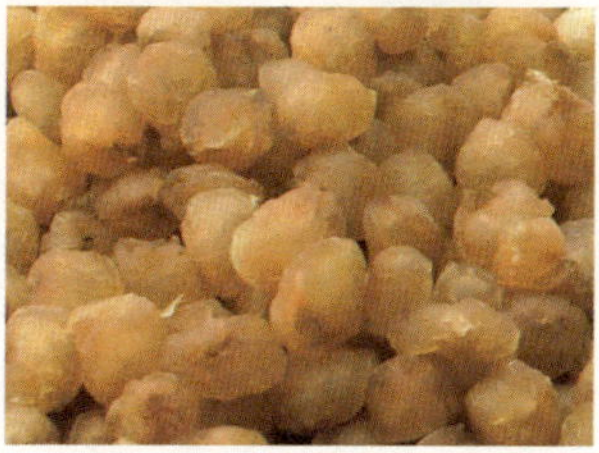

性味 性温，味甘。

功效 补益心脾，养血安神，营养滋补。

主治 惊悸怔忡、失眠、健忘、贫血、虚劳损伤、产后水肿、脾虚泄泻、自汗、盗汗、病后或产后体虚。

菜例 龙眼莲子粥，龙眼山药乌鸡汤，龙眼枸杞汤。

本草考证

龙眼原产于中国南方，是南方特有的一种果树。有关于龙眼的文字记载最早出现于汉代《后汉书·南匈奴列传》："汉乃遣单于使，令谒者将送，赐彩缯千匹……及橙、橘、龙眼、荔支。"

荸荠

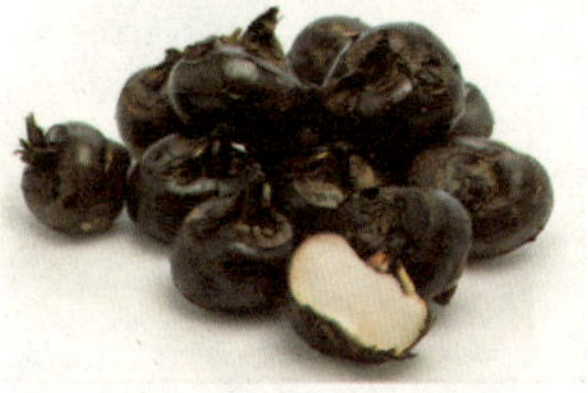

性味 性平，味甘。

功效 清热化痰，消积化食，清肝火，解酒毒，止渴生津，透发痘疹，利尿，降血压。

主治 热病伤津烦渴、咽喉肿痛、口腔炎、湿热黄疸、高血压、小便不利、麻疹、肺热咳嗽、痔疮出血。

菜例 荸荠百合梨汤，荸荠炖胡萝卜，荸荠炖猪肚。

相关配伍

1. 治咽喉肿痛：荸荠绞汁冷服，每次四两。(《泉州本草》)

2. 治下痢赤白：取完好荸荠，洗净拭干，勿令损破，于瓶内入好烧酒浸之，黄泥密封收贮。遇有患者，取二枚细嚼，空心用原酒送下。(《唐瑶经验方》)

白果

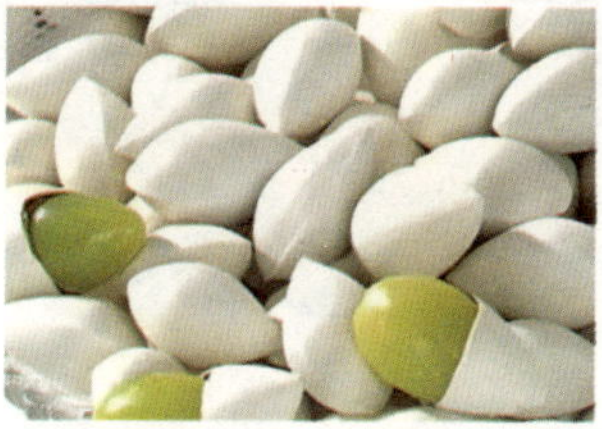

性味 性温，味甘苦。

功效 敛肺定喘，止带浊，缩小便，滋阴补肾，抗结核，镇静。

主治 哮喘、咳嗽、带下、白浊、遗精、淋病、小便频数、头晕、肺结核、支气管炎、癣疮等。

菜例 虫草花白果乌鸡汤，白果炖猪蹄，白果糖水蛋。

相关配伍

1. 治头面癣疮：生白果仁切断，频擦取效。（《秘传经验方》）

2. 治喘：白果二十一枚（去壳砸碎，炒黄色），麻黄三钱，苏子二钱，甘草一钱，款冬花三钱，杏仁一钱五分（去皮尖），桑皮三钱（蜜炙），黄芩一钱五分（微炒），法制半夏三钱（如无，用甘草汤泡七次，去脐用）。上用水三钟，煎二钟，作二服，每服一钟，不拘时。（《摄生众妙方》定喘汤）

山楂

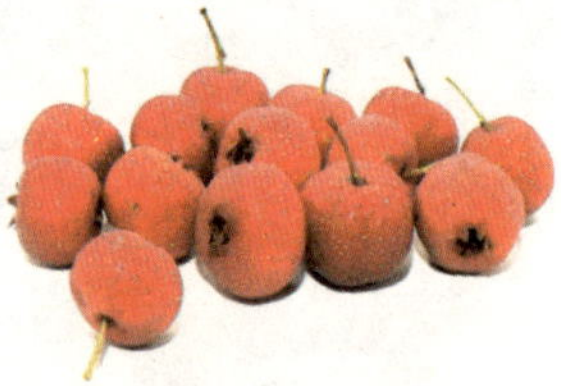

性味 性微温，味酸甘。

功效 消肉食积，化瘀血，驱绦虫，通经闭，收敛止泻，抗菌消炎，扩张血管，降低胆固醇，降血压，增强子宫收缩功能，除劳提神。

主治 肉食积滞、胃脘胀满、泻痢腹痛、瘀血经闭、产后瘀阻、心腹刺痛、胸痹心痛、疝气疼痛、高脂血症、泻痢不爽。

菜例 山楂煮瘦肉，谷芽山楂粥，山楂山药羹。

相关配伍

1. 治一切食积：山楂四两，白术四两，神曲二两。上为末，蒸饼丸，梧子大，服七十丸，白汤下。(《丹溪心法》)

2. 治食肉不消：山楂肉四两，水煮食之，并饮其汁。(《简便单方》)

3. 治诸滞腹痛：山楂一味煎汤饮。(《方脉正宗》)

梨

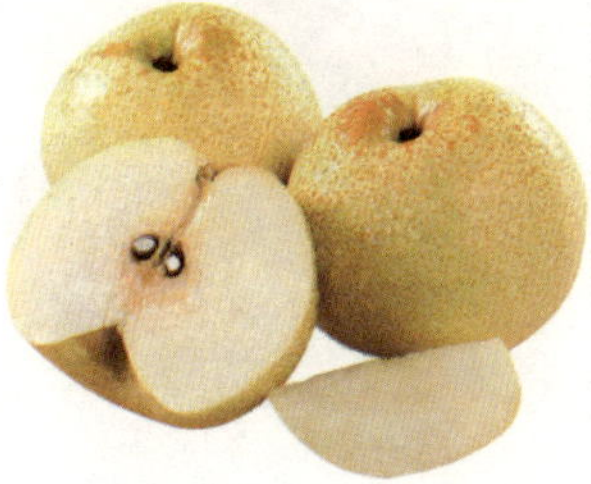

性味 性凉，味甘、微酸。

功效 生津止渴，润燥化痰。生用清热力强，熟用滋阴为宜。

主治 热病烦渴、糖尿病、胃热口干、反胃、咳嗽、痰热惊烦、便秘。

菜例 雪梨银耳羹，川贝炖雪梨，雪梨麦冬瘦肉汤。

古籍记载

1.《本草衍义》：梨，多食则动脾，少则不及病，用梨之意，须当斟酌，惟病酒烦渴人，食之甚佳，终不能却疾。

2.《重庆堂随笔》：梨，不论形色，总以心小肉细，嚼之无渣，而味纯甘者为佳。凡烟火、煤火、酒毒，一切热药为患者，啖之立解。温热燥病，及阴虚火炽，津液燔涸者，捣汁饮之立效。

枣

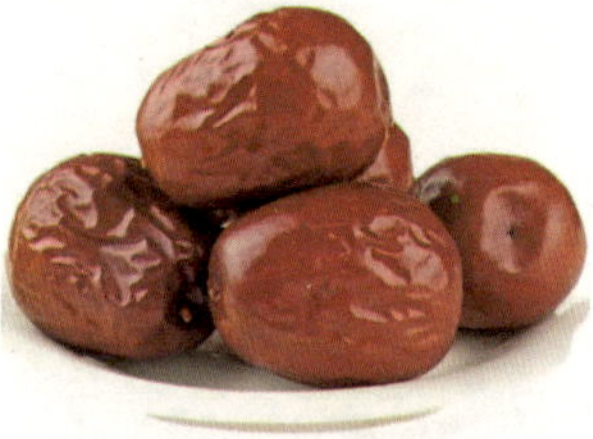

性味 性温，味甘。

功效 补脾和胃，益气生津，调和营卫，保肝，解药毒，补充维生素，降低胆固醇，增加血清总蛋白及白蛋白。

主治 食少便溏、气血亏损、津液不足、心悸怔忡、咳嗽、高血压、血小板减少、肝炎、自汗、失眠等。

菜例 红枣桃仁粥，红枣党参鱿鱼煲，阿胶红枣乌鸡汤。

相关配伍

1. 治卒急心痛：乌梅一个，枣二个，杏仁七个。一处捣，男用酒、女用醋送下。（《海上方》）

2. 治脾胃湿寒，饮食减少，长作泄泻，完谷不化：白术四两，干姜二两。鸡内金二两，熟枣肉半斤。上药四味，白术、鸡内金皆用生者，每味各自轧细、焙熟，再将干姜轧细，共和枣肉，同捣如泥，作小饼，木炭火上炙干，空心时，当点心，细嚼咽之。（《医学衷中参西录》益脾饼）

桑葚

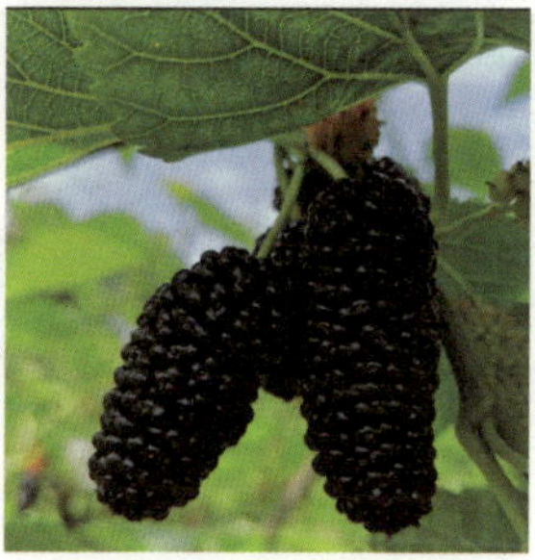

性味 性凉，味甘酸。

功效 滋阴养血，补益肝肾，明目乌发。

主治 须发早白、肝肾阴虚、消渴、目昏耳鸣、神经衰弱、便秘、贫血。

菜例 桑葚乌鸡汤，桑葚核桃汁，桑杞汤。

本草考证

《本经逢原》中最早记载："桑椹，手、足少阴、太阴血分药。"桑葚有约 4000 年的栽培史。《氓》中有"桑之未落，其叶沃若。于嗟鸠兮，无食桑葚！"的诗句，桑葚是一种养生美食，也是一种文化符号。

无花果

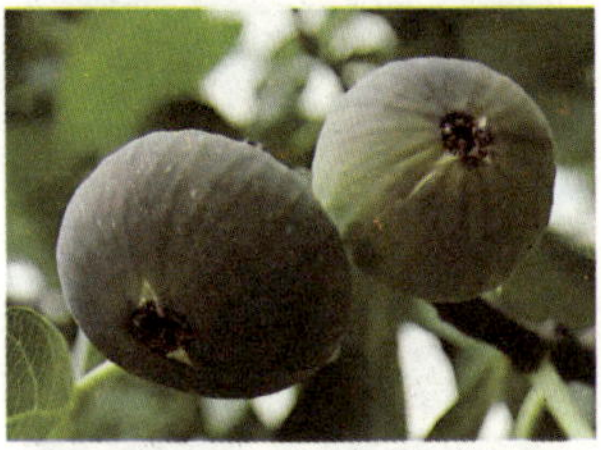

性味 性凉，味甘。

功效 缓下通便，健胃止泻，解毒消肿，通乳，驱虫，抗癌。

主治 咽喉肿痛、燥咳声嘶、乳汁稀少、肠热便秘、食欲不振、消化不良、泄泻、痢疾、痈肿、癣疾。

菜例 太子参无花果瘦肉汤，无花果菱角薏苡仁粥，无花果乳鸽汤。

古籍记载

《纲目》："按《方舆志》云：广西优昙钵不花而实，状如枇杷。又段成式《酉阳杂俎》云：阿驵出波斯，拂林人呼为底珍树。长丈余，枝叶繁茂，叶有五丫如蓖麻，无花而实，色赤类椑柹。一月而熟，味亦如柹。二书所说，皆即此果（无花果）也。"

苹果

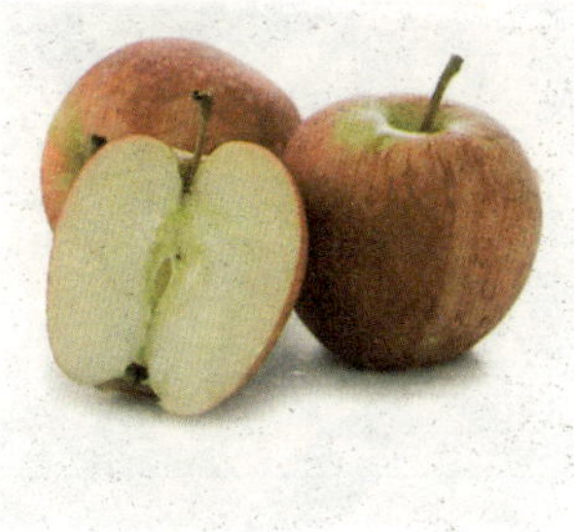

性味 性凉，味甘酸。

功效 熟食生津止渴，补脾止泻，解酒除烦。较大量生食通利大便。

主治 肠炎、消化不良、醉酒不适、贫血、高血压、便秘、感冒等。

菜例 苹果生姜薏苡仁汤，苹果蒸枸杞，苹果山药茯苓水。

古籍记载

1.《滇南本草》：苹果炖膏名玉容丹，通五脏六腑，走十二经络，调营卫而通神明，解瘟疫而止寒热。

2.《医林纂要》：止渴，除烦，解暑，去瘀。

枇杷

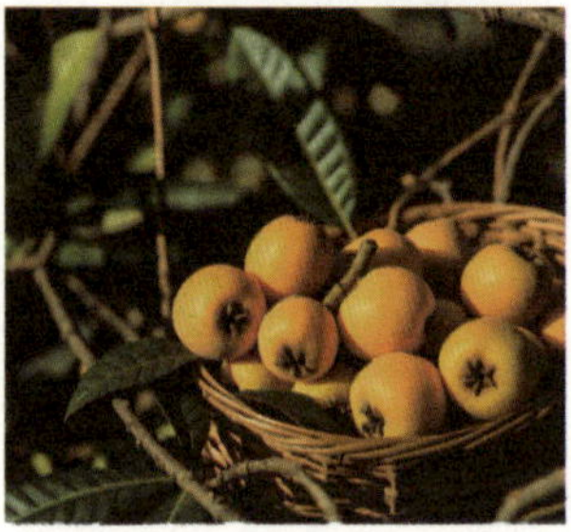

性味 性凉，味甘酸。

功效 润肺止咳，降逆下气。

主治 肺痿、咳嗽吐痰、鼻出血、烦渴口干、吐逆。

菜例 川贝炖枇杷，枇杷滋露，枇杷鲮鱼。

本草考证

枇杷最早记载于《莆田县志》：“枇杷，夏初成熟，色黄味酸。”因其叶形似琵琶而得名。早在西汉时期中国就开始栽培枇杷，到唐代已极为普遍，白居易诗句“淮山侧畔楚江阳，五月枇杷正满林”，写的就是枇杷盛栽的景色。

第三节 谷物类

薏苡仁

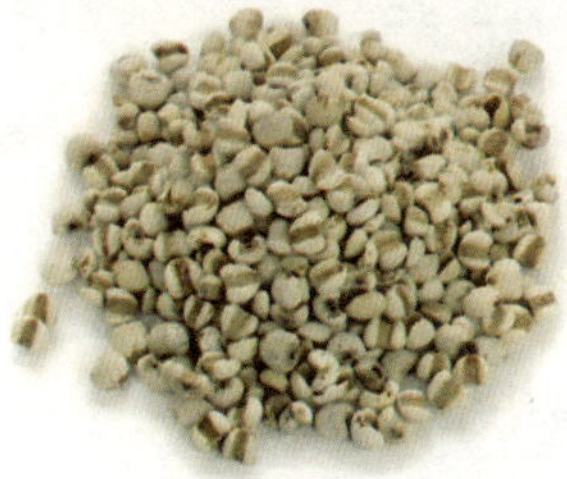

性味 性凉，味甘淡。

功效 健脾益气，清利湿热。

主治 泄泻、水肿、肺痈、肠痈、淋浊、带下、扁平疣。

菜例 薏苡仁冬瓜猪肉汤，绿豆薏苡仁粥，薏苡仁莲藕汤。

古籍记载

1.《本草纲目》：薏苡仁阳明药也，能健脾，益胃。虚则补其母，故肺痿肺痈用之。筋骨之病，以治阳明为本，故拘挛筋急，风痹者用之。土能生水除湿，故泄痢水肿用之。

2.《本草新编》：最善利水，不至损耗真阴之气，凡湿盛在下身者，最适用之。

高粱

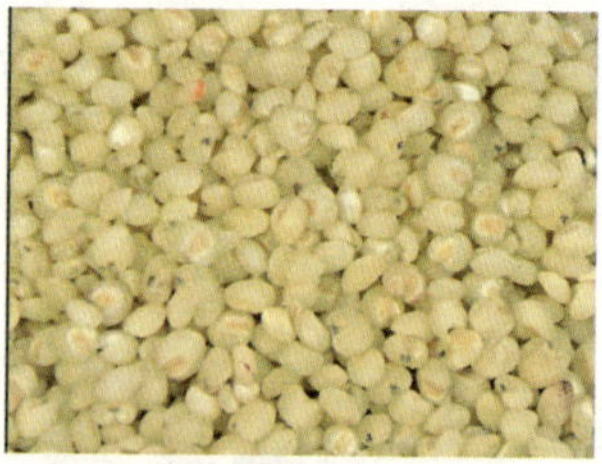

性味 性温，味甘涩。

功效 益胃温中，涩肠止泻。

主治 呕吐、久泻、霍乱、下痢、小便不利。

菜例 高粱红枣散，高粱根煎，高粱甘蔗粥。

本草考证

在我国，高粱有许多别名，如木稷、蜀秫、芦粟等。不同的文献典籍中也能找到对于高粱的不同称呼，如《广雅》中就称其为藋粱，《食物本草》又称高粱为芦穄，《纲目》记载其名为获粱，《瓯治遗事》则叫它番黍。而高粱又有红、白之分，红者又称为酒高粱，主要用于酿酒；白者以食用为主，性温，味甘涩。

粳米

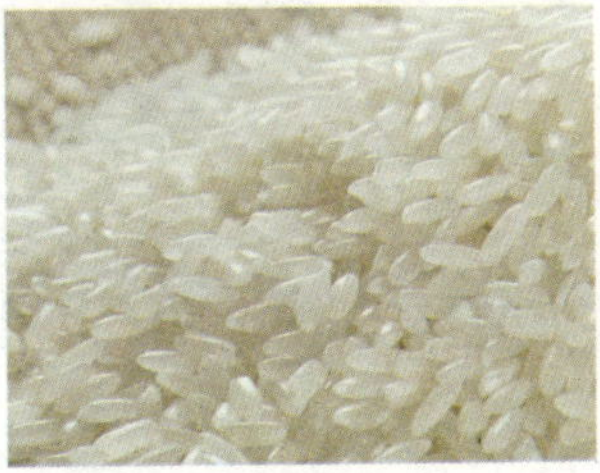

性味 性平，味甘。

功效 补益中气，健脾益胃。

主治 益气和胃、除烦渴、止泻痢。

菜例 荠菜粳米粥，葛根粉粳米粥，山药薤白粳米粥。

古籍记载

1.《本草经疏》：粳米即人所常食米，为五谷之长，人相赖以为命者也。其味甘而淡，其性平而无毒，虽专主脾胃，而五脏生气，血脉精髓，因之以充溢，周身筋骨肌肉皮肤，因之而强健。

2.《食鉴本草》：粳米，即今之白晚米，惟味香甘，与早熟米及各土所产亦白大小异族四、五种，犹同一类也，皆能补脾，益五脏，壮气力，止泄痢，惟粳米之功为第一耳。

荞麦

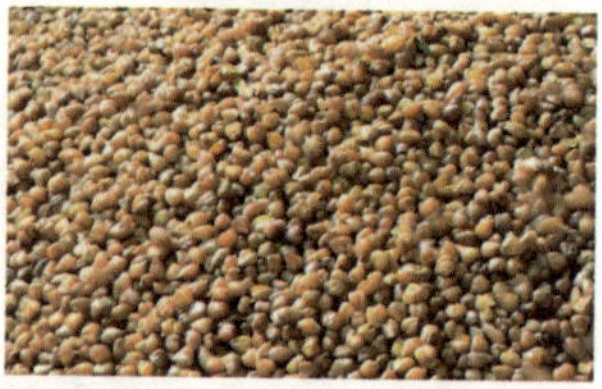

性味 性凉，味甘。

功效 开胃宽肠，下气消积，清热利湿。

主治 绞肠痧、肠胃积滞、慢性泄泻、噤口痢疾、痈疽发背、瘰疬、汤火灼伤。

菜例 荞麦萝卜粥，荞麦红枣羹，苦瓜荞麦饭。

相关配伍

1. 治脚鸡眼：以荸荠汁同荞麦调敷脚鸡眼。三日，鸡眼疔即拔出。(《本草撮要》)

2. 治疮头黑凹：荞麦面煮食之，即发起。(《仁斋直指方》)

3. 治绞肠痧痛：荞麦面一撮。炒黄，水烹服。(《简便单方》)

糯米

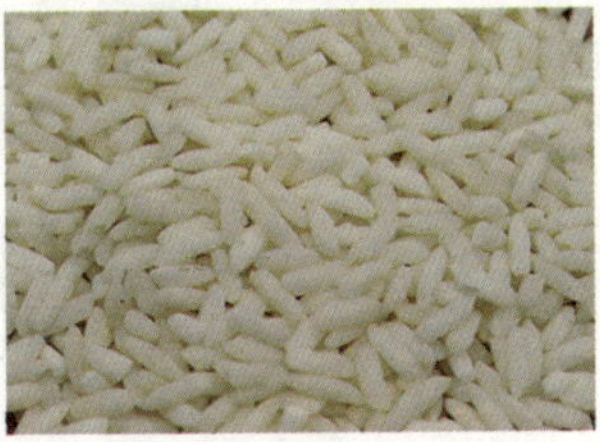

性味 性温，味甘。

功效 补中益气，暖脾胃，止泻痢，止溲多，自汗，发痘疹。

主治 泻痢、自汗、溲多、痘疹。

菜例 阿胶糯米粥，糯米龙眼莲子粥，鲤鱼炖糯米。

相关配伍

1. 治腹痛：糯米一、二升。炒极热，盛长袋中，缚于痛处，细研八角茴香三钱，以盐酒随时服之。（《摄生众妙方》）

2. 治下痢禁口：糯谷一升。炒出白花，去壳，用姜汁拌湿，再炒为禾，海服一匙，汤下，三服。（《经验良方》）

绿豆

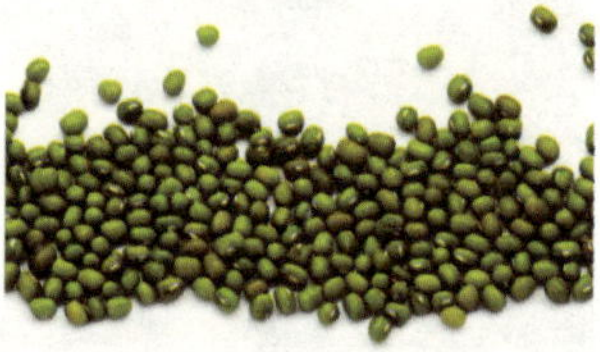

性味 性凉，味甘。

功效 清热解暑，利尿，解毒消肿。

主治 暑热烦渴、水肿、泻痢、丹毒、痈肿、解热药毒。

菜例 绿豆银花汤，绿豆决明子汤，大黄消脂绿豆汤。

古籍记载

《本草求真》：绿豆味甘性寒，据书备极称善，有言能厚肠胃、润皮肤、和五脏及资脾胃，按此虽用参、芪、归、术，不是过也。第书所言，能厚、能润、能和、能资者，缘因毒邪内炽，凡脏腑经络皮肤脾胃，无一不受毒扰，服此性善解毒，故凡一切痈肿等症无不用此奏效。

第四节　肉蛋类

猪肝

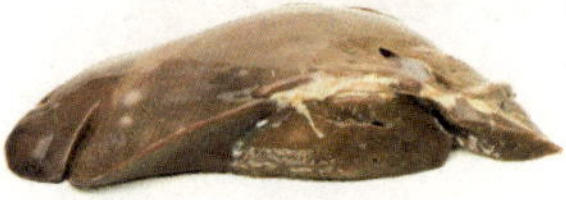

性味　性温，味甘苦。

功效　养肝明目，补气健脾。

主治　贫血、夜盲、目赤、水肿、肝炎、脚气浮肿、久痢脱肛、带下、小儿营养不良。

菜例　猪肝黄豆煲，枸杞炖猪肝，益母草猪肝汤。

相关配伍

1. 治脾胃气虚，食则呕出：猪肝一斤，薄起于瓦上，令极干，上捣为末，煮白粥，绞取汁，和之，手丸如梧桐子大，空心饭饮下三十丸。（《食医心鉴》猪肝丸）

2. 治内外障翳眼：猪肝二两，批开，以夜明砂末二钱匕，掺在肝内，麻绳缚定。用水一盏，煮令肝转色白，取出嚼烂，用煮肝汤送下，食后服。（《证治准绳·类方》煮肝散）

猪肚

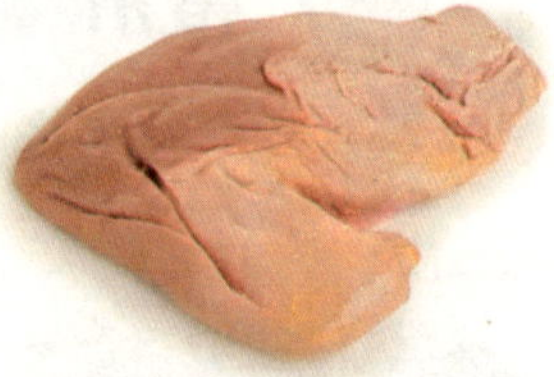

性味 性温，味甘。

功效 补虚损，健脾胃。

主治 虚劳羸瘦、劳瘵咳嗽、脾虚食少、消渴便数、泄泻、水肿脚气、妇人赤白带下、小儿疳积。

菜例 胡椒猪肚汤，猪肚黄芪汤，桃仁猪肚粥。

相关配伍

1. 治鼓胀水肿：健猪肚一个（不落水，翻出屎净，在砖墙上磨去秽气），将大虾蟆装入肚内，麻扎紧，煮热，去虾蟆，连汤淡食，勿入盐醋。（《经验广集》）

2. 治脾虚：豮猪肚一个（洗净，去油膜），用莲肉四两（去皮、心），入肚内，以线缝之，用水煮，令极热；再加黄连四两（姜汁少炒，为末），同前物捣烂为丸，如罗卜子大。每服五分，米汤吞下。（《穷乡便方》猪肚补脾丸）

猪排骨

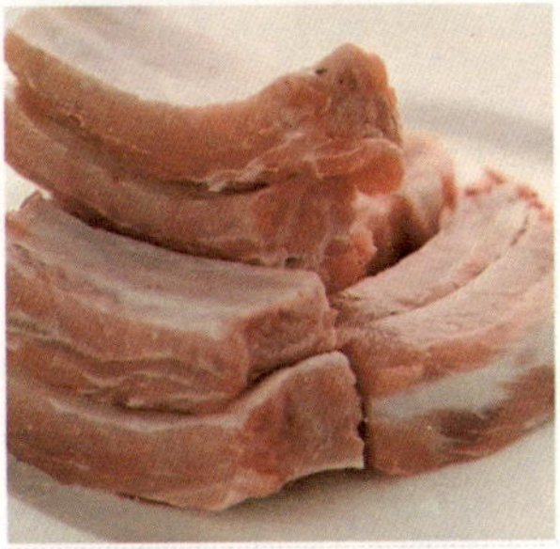

性味 性平，味甘咸。

功效 滋阴润燥，益精补血。

主治 骨折、佝偻病、妊娠期肢体拘挛、儿童五迟。

菜例 何首乌排骨汤，沙葛排骨汤，黄芪炖排骨。

古籍记载

《古今医统大全》记载："猪骨，煮汤下药，脊骨通督脉，补骨气；排骨和中益胃；脚骨强筋健骨。"

猪蹄

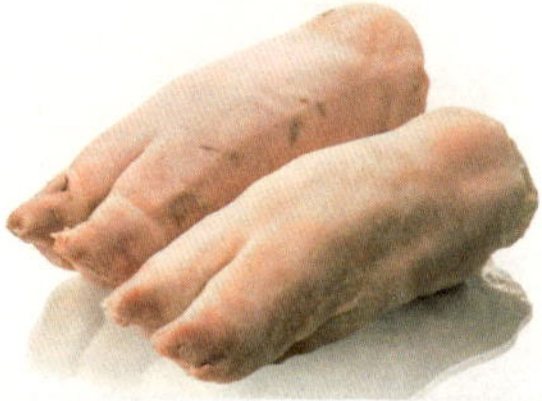

性味 性平，味甘咸。

功效 补气血，润肌肤，通乳汁，托疮毒。

主治 气虚体弱、产后乳汁不下、疮疡痈疽、胆结石、血小板减少。

菜例 黄豆猪蹄汤，猪蹄芝麻糊，猪蹄当归红枣汤。

相关配伍

令面光泽面洁白：大猪蹄一枚。上以水二升，清浆水一升，煮令烂如胶，夜用涂面，晓以水洗之，面皮光急矣。(《圣惠方》)

鸡肝

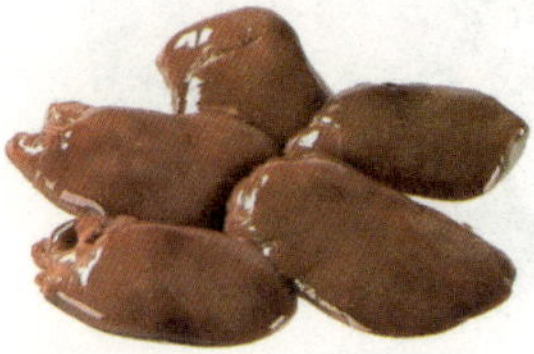

性味 性微温，味甘。

功效 补肝益肾，明目。

主治 目昏、夜盲、小儿疳积、产后贫血、胎漏、小儿遗尿。

菜例 鸡肝明目汤，人参鸡肝粥，山药鸡肝煲。

古籍记载

《本草汇言》：鸡肝，补肾安胎，消疳明目之药也。王嘉生曰，目乃肝窍，疳本肝疾，小儿肝热致虚，故成疳疾，目暗者，以鸡肝和药服，取其导引入肝，气类相感之用也。妇人胎妊虽系胞中，而实厥阴肝藏主之，今胎妊有不安而欲堕者，以鸡肝入养荣诸丸，取其保固胞蒂，养肝以安藏血之脏也。

鸡胆

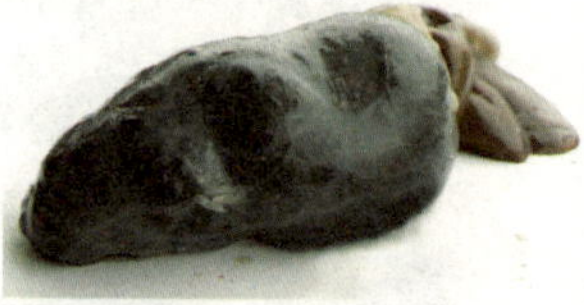

性味 性寒，味苦。

功效 消炎止咳，祛痰明目。

主治 百日咳、慢性支气管炎、小儿菌痢、目赤流泪、耳后湿疮、痔疮。

菜例 米醋鸡胆汁，生姜鸡胆饮，冰糖蒸鸡胆。

相关配伍

1. 治目不明，泪出：乌鸡胆临卧敷之。（《千金方》）

2. 治眼热流泪：五倍子、蔓荆子煎汤，洗后，用雄鸡胆点之。（《摘元方》）

3. 治沙石淋沥：雄鸡胆（干者）半两，鸡屎白（炒）一两。研匀。温酒服一钱，以利为度。（《十便良方》）

鸡蛋

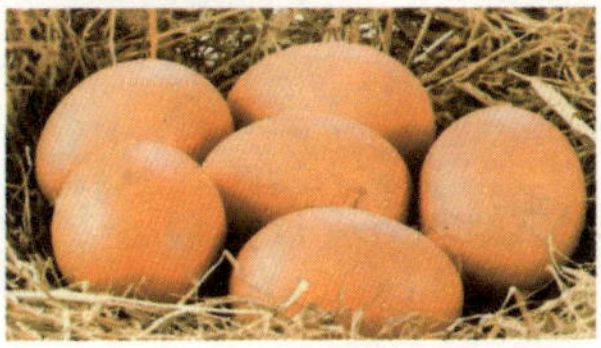

性味 性平，味甘。蛋清性凉。

功效 蛋清：清肺利咽，清热解毒。

蛋黄：滋阴养血，安神安胎，益气。

主治 蛋清：热病烦闷、燥咳音哑、产后口渴、咽痛、目赤、热毒肿痛。

蛋黄：心烦不眠、虚劳吐血、胎动不安。

菜例 益母草煲鸡蛋，核桃煮鸡蛋，当归炖鸡蛋。

古籍记载

1.《本草便读》："鸡子内黄外白，入心肺，宁神定魄；和合熟食，亦能温补脾胃；生冲服之，可以养心阴，可以退虚热。"

2.《本草纲目》："卵白象天，其气清，其性微寒；卵黄象地，其气浑，其性温；兼黄白而用之，其性平。精不足者补之以气，故卵白能清气，治伏热、目赤、咽痛诸疾；形不足者补之以味，故卵黄能补血，治下痢、胎产诸疾。卵则兼理气血，故治上列诸疾也。"

鸭肉

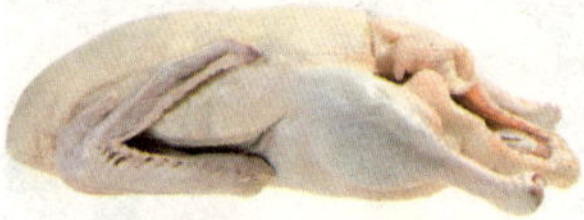

性味 性微凉，味甘咸。

功效 滋阴养胃，清肺补血，利水消肿。

主治 骨蒸潮热、失眠盗汗、肺热咳嗽、肾炎水肿。

菜例 橘红蜇皮鸭肉汤，虫草鸭，天麻炖鸭子。

古籍记载

1.《本草纲目》："鸭肉主大补虚劳，最消毒热、利小便、除水肿、消胀满、利脏腑、退疮肿、定惊痫。"

2.《滇南本草》："老鸭同猪蹄煮食，补气而肥体。同鸡煮食，治血晕头痛。"

牛肉

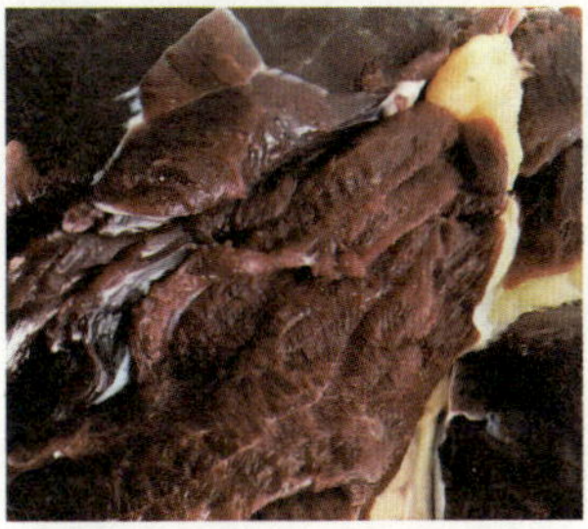

性味 性平，味甘。

功效 补脾肾，益气血，强筋骨，长肌肉，消肿利水。

主治 脾胃虚弱、气血不足、虚劳羸瘦、腰膝酸软、消渴、吐泻、水肿。

菜例 参枣当归牛肉汤，桑葚红焖牛肉，牛肉黄精汤。

相关配伍

1. 治脾胃久冷，不思饮食：牛肉五斤（去脂膜，切作大片），胡椒五钱，荜茇五钱，陈皮二钱（去白），草果二钱，缩砂二钱，良姜二钱。上为细末，生姜汁五合，葱汁一合，盐四两，同肉拌匀，腌二日，取出焙干作脯，任意食之。（《饮膳正要》牛肉脯）

2. 治水气大腹浮肿，小便涩少：牛肉一斤。以姜、醋空心食。（《食医心镜》）

羊肉

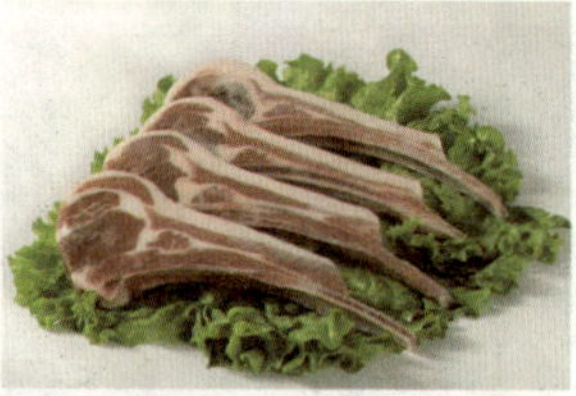

性味 性温，味甘。

功效 温中散寒，化滞，健脾益气，温补肾阳。

主治 脾胃虚寒、食少反胃、虚寒泻痢、腰膝酸软、阳痿、小便频数、寒疝、虚劳羸瘦、缺乳。

菜例 当归生姜羊肉汤，附子羊肉汤，羊肉山药羹。

古籍记载

1.《医学发明》："补可去弱，人参、羊肉之属也。夫人参之甘温，能补气之虚；羊肉之甘热，能补血之虚；羊肉，有形之物也，能补有形肌肉之气。凡气味与人身、羊肉同者，皆可以补之。故云属也。人参补气，羊肉补形，形气者，有无之象也。"

2.《医林纂要》："羊为火畜，考其性味，自当属火，然所补者命门相火，非心火也。辛润甘补，故仲景治虚羸蓐劳，用当归羊肉汤。大抵命火衰微，脾胃不能生气血者宜之，补阳亦以生阴也。"